无托槽隐形矫治中的难点与对策

Controversies in Clear Aligner Therapy

Contemporary Perspectives, Limitations, and Solutions

献给Johnny。

无托槽隐形矫治中的难点与对策

Controversies in Clear Aligner Therapy
Contemporary Perspectives, Limitations, and Solutions

主编　（美）安德森·黄（Anderson T. Huang）
　　　（美）达伦·黄（Darren Huang）

主审　房　兵　赖文莉

主译　王　璟　简　繁

北方联合出版传媒（集团）股份有限公司
辽宁科学技术出版社

图文编辑

张 浩 刘玉卿 肖 艳 刘 菲 康 鹤 王静雅 纪凤薇 杨 洋 戴 军 张军林

First published in English under the title
Controversies in Clear Aligner Therapy: Contemporary Perspectives, Limitations, and Solutions by
Anderson T. Huang and Darren Huang, edition: 1
Copyright © Anderson T. Huang and Darren Huang, 2022
This edition has been translated and published under licence from
Springer Nature Switzerland AG.

©2024，辽宁科学技术出版社。
著作权合同登记号：06-2023第152号。

图书在版编目（CIP）数据

无托槽隐形矫治中的难点与对策/（美）安德森·黄
（Anderson T. Huang），（美）达伦·黄（Darren Huang）主
编；王璟，简繁主译.—沈阳：辽宁科学技术出版社，2024.6
ISBN 978-7-5591-3279-6

Ⅰ.①无… Ⅱ.①安… ②达… ③王… ④简… Ⅲ.①口腔
正畸学 Ⅳ.①R783.5

中国国家版本馆CIP数据核字（2024）第028377号

出版发行：辽宁科学技术出版社
　　　　　（地址：沈阳市和平区十一纬路25号　邮编：110003）
印 刷 者：凸版艺彩（东莞）印刷有限公司
经 销 者：各地新华书店
幅面尺寸：210mm×285mm
印　　张：10.75
插　　页：4
字　　数：215千字
出版时间：2024 年 6 月第 1 版
印刷时间：2024 年 6 月第 1 次印刷
出 品 人：陈 刚
责任编辑：杨晓宇
封面设计：袁 舒
版式设计：袁 舒
责任校对：李 霞

书　　号：ISBN 978-7-5591-3279-6
定　　价：198.00 元

投稿热线：024-23280336
邮购热线：024-23280336
E-mail:cyclonechen@126.com
http://www.lnkj.com.cn

主审简介

Reviewers

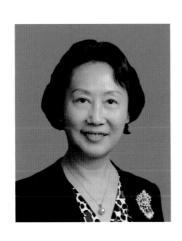

房 兵

二级教授，主任医师，博士研究生导师，上海交通大学医学院附属第九人民医院口腔正畸科主任。中华口腔医学会口腔正畸专业委员会第九届主任委员，中华口腔医学会口腔美学专业委员会副主任委员。中国整形美容协会口腔整形美容分会副会长，中国整形美容协会牙颌颜面医疗美容分会副会长。国际牙医师学院（ICD）院士，英国爱丁堡皇家外科学院院士及国际考官。

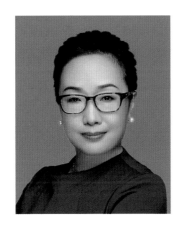

赖文莉

教授，博士研究生导师，华西医科大学（现四川大学华西医学中心）口腔医学博士，日本新潟大学博士后，四川大学华西口腔医学院正畸系主任。中华口腔医学会口腔正畸专业委员会常务委员。国际牙医师学院（ICD）院士。四川省口腔医学会口腔镇静镇痛专业委员会主任委员，四川省口腔医学会口腔正畸专业委员会副主任委员。《国际口腔医学杂志》常务编委。擅长应用隐形矫治治疗各类错𬌗畸形，包括早期矫治、成人矫治、多学科联合治疗等。发表论文160余篇，SCI收录70余篇。《口腔正畸隐适美隐形矫治技术》（人民卫生出版社，2023）主编。

主译简介

Translators

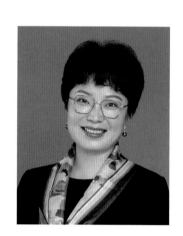

王 璟

博士，副教授，副主任医师，同济大学附属第十人民医院口腔正畸亚学科负责人，同济大学硕士研究生导师，中华医学会医学美学与美容学分会委员，上海市口腔医学会口腔正畸专业委员会委员，上海市口腔医学会口腔美学专业委员会委员。

2012年毕业于四川大学华西口腔医学院正畸系，获口腔临床医学博士学位。同年入选同济大学"青年优秀人才"培养计划。2015年入选上海市卫生健康委员会"优秀青年医师"培养计划和同济大学附属第十人民医院"攀登人才"计划。

长期从事口腔正畸学的临床、教学、科研工作，具有丰富的经验和独到的见解。擅长各类儿童及成人牙颌面畸形的矫治。作为负责人主持国家自然科学基金项目1项、省部级基金项目1项、上海市局级课题项目2项、院级课题项目4项。作为主要研究者参与完成国家自然科学基金项目4项及省部级基金项目2项。以第一作者/通讯作者身份在国内外学术期刊发表论文30余篇。主编英文专著1部，主译英文专著1部，参编专著3部。

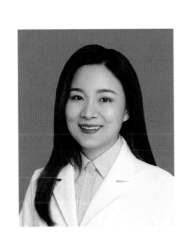

简　繁

四川大学华西口腔医学院正畸学博士，美国Sanford Burnham Medical Reseach Institute生物医学博士后，四川大学华西口腔医院正畸科主治医师。四川省口腔医学会正畸青年委员会委员，四川省口腔医学会口腔镇静镇痛专业委员会委员。在国家临床重点专科四川大学华西口腔医院正畸科从事临床、教学、科研工作。

临床诊疗特色为应用隐形矫治治疗各类错𬌗畸形，致力于安全、舒适、高效、美观的正畸治疗。擅长各种错𬌗畸形的矫治，尤其是中度、重度前突畸形和"地包天"畸形的非手术治疗。作为负责人主持国家自然科学基金项目2项、省部级基金项目2项、校院级基金项目2项。作为主要研究者参与国家自然科学基金项目4项、省部级基金项目4项。在国内外颇具影响力的学术期刊发表论文20余篇，参编专著5部。

审译者名单

Reviewers & Translators

主审

房　兵　上海交通大学医学院附属第九人民医院

赖文莉　四川大学华西口腔医院

主译

王　璟　同济大学附属第十人民医院

简　繁　四川大学华西口腔医院

译者（按姓氏笔画为序）

王　璟　同济大学附属第十人民医院

邓舒文　浙江中医药大学附属杭州市中医院

李文星　成都茁悦口腔

唐子尉　四川大学华西口腔医院

黄稔欢　同济大学附属第十人民医院

简　繁　四川大学华西口腔医院

中文版前言
Preface

"满眼生机转化钧，天工人巧日争新。"当下正是这样一个飞速发展、信息喷涌的时代。在这个"创新"近乎成为常态的环境中，口腔正畸治疗作为技术依赖性和材料敏感性"双高"的领域，自是不能"独善其身"。"新"与"旧"的碰撞总是备受关注的。无托槽隐形矫治也不例外。在软硬之间、在效率之上、在成败之内……我们迫切地想接触它、了解它、验证它，并通过它来反思正畸牙移动的本源。在探索之路上，译者团队遇到了Anderson T. Huang和Darren Huang编写的这本书。这是一本融合了最新临床研究争议与批判性评价的口腔隐形矫治专著。

本书通过讨论临床上应用无托槽隐形矫治时所面临的困难与争议，进而提出编者基于长期临床实践的解决方案。本书不仅收录了丰富的临床病例，还融入了数字化软件设计理念与临床监控操作细节，为读者细致地勾勒出隐形矫治在各类错𬌗畸形治疗实践中动态且真实的画面。

本书中文版在辽宁科学技术出版社的大力支持下，由同济大学附属第十人民医院口腔正畸科的王璟副教授及四川大学华西口腔医院正畸科的简繁博士担任主译。为确保翻译质量和学术水平，特邀上海交通大学医学院附属第九人民医院口腔正畸科的房兵教授及四川大学华西口腔医院正畸科的赖文莉教授担任主审，对全书进行审校与修订。

由于译者水平有限，书中难免疏漏，请各位同道见谅。"吾尝终日而思矣，不如须臾之所学也；吾尝跂而望矣，不如登高之博见也。"谨以此书献给同译者团队一样的广大口腔医学生、研究生及临床医生，以隐形矫治最新的循证医学知识与进展，共赴探索之途。

王璟 简繁
2024年初春

序言

Foreword

在现代循证医学的背景下，回顾自隐适美系统投入临床使用22年以来，治疗各种错殆畸形的知识是迫切需要的。作为安德森·黄（Anderson T. Huang）和达伦·黄（Darren Huang）医生所在的美国纽约大学牙医学院正畸系主任，我很荣幸为他们主编的新书题序。两位编者都是在本系接受的研究生教育和正畸专科医生培训。安德森·黄医生在无托槽隐形矫治方面深耕多年。他的儿子达伦·黄医生延续了他在隐形矫治临床与教学方面的兴趣。作为正畸专科医生，在追求专业卓越的道路上，他们从未止步。作为正畸系主任，我的目标之一是教育我的学生从患者的最佳利益出发，选择和制订最适合的治疗方案。从这个角度来看，目前关于无托槽隐形矫治，除了讨论矫治器如何佩戴、方案与分步如何设计之外，尚无相关的专业书籍。作为一名临床医生，我发现对于这方面的信息有巨大的需求，选择与同道分享相关治疗经验是非常珍贵和值得被尊重的。

与很多人一样，我一开始也对无托槽隐形矫治持怀疑态度，认为用它完成一些类似伸长、扭转等复杂牙移动时，常常需要辅助使用固定矫治器以达到理想的治疗效果。20年后毋庸置疑的是，无托槽隐形矫治技术发展得更成熟了，例如设计软件的交互界面操作变得更简单。随着设计软件的改进，医生也能更好地设计隐形矫治方案，这使无托槽隐形矫治的方案设计与治疗效果都达到了更高的水平。尽管如此，不论选择哪种品牌的无托槽隐形矫治器，仍然存在一些全球医生都关注的临床问题。本书的独特之处在于作者对无托槽隐形矫治治疗效果方面存在的争议与分歧进行了总结、归纳和分析。例如，运用无托槽隐形矫治作为功能矫治器的补充进行阻断性治疗，隐形矫治中牙根移动的效果，隐形矫治中邻面去釉是否过度，或者隐形矫治中扩弓是否过度。无托槽隐形矫治在治疗前牙开殆中取得了良好的治疗效果，而多数医生仅采用固定矫治器时前牙开殆矫治效果有限。对于所有想要使用无托槽隐形矫治器开展日常临床工作的医生而言，这样的回顾性工作很受欢迎。毕竟掌握唇侧及舌侧固定矫治技术也需要多年的临床经验，并从失败中学习。对于那些一开始觉得无托槽隐形矫治不是正畸治疗"灵丹妙药"的医生，需要重燃直丝弓矫治器被广泛应用时的热情，重拾不论学历或经验所有医生都可以提供正畸治疗服务的信心。相信读者会发现本书令人振奋，因为读者会发现自己不是唯一有疑问、有固有观念、心存疑虑，但仍希望提升无托槽隐形矫治技术的人，因为读者知道这是必经之路。

我想为安德森·黄医生和达伦·黄医生这本书的出版而喝彩，为他们思考和呈现对无托槽隐形矫治治疗效果的批判性观点而喝彩。通过这些努力，我们都将提升隐形矫治能力。

Olivier Nicolay

Chair, Department of Orthodontics

New York University

New York, NY, USA

2021年8月30日

前言

Preface

　　自1999年隐适美系统投入临床使用以来，无托槽隐形矫治逐渐成为现代正畸治疗的重要方法和正畸学研究领域的热点。无托槽隐形矫治最初用于治疗成年患者的轻度错𬌗畸形。近20年来，随着设计软件、膜片材料以及治疗方法的创新，无托槽隐形矫治器治疗儿童、青少年及成年患者的适应证也逐渐扩大。无托槽隐形矫治迅速发展成为正畸治疗的前沿技术之一。尽管有如此多的进步，无托槽隐形矫治仍在诸多方面有局限性。对正畸医生而言，采用无托槽隐形矫治器进行阻断性治疗、复杂牙移动、安氏Ⅱ类治疗、过矫治以及垂直向治疗等都面临一些临床困境。随着无托槽隐形矫治技术的快速发展，关于治疗方法的反对意见与争议也越来越多。

　　我们对无托槽隐形矫治的经验也是审慎而充满启发的，在其发展过程中一直充分讨论该矫治系统的局限性。与此同时，除了一些有限的系统评价与荟萃分析，几乎没有专业书籍深入讨论无托槽隐形矫治的局限性与适应证。因此，亟须对目前知识体系的批判性评价，以便正畸医生面对临床困境时可准确判断无托槽隐形矫治是否可作为一个治疗选择。

　　为满足临床需求，我们没有简单地堆叠关于无托槽隐形矫治的研究，或者按照通用治疗方案设计步骤进行写作。本书旨在提供当下关于无托槽隐形矫治在解决临床困境方面缜密、科学的临床证据，同时提出解决这些临床困境的方案。每个章节对应一类我们在日常诊疗及研究中常会面对的临床困境。全面地分析和讨论了目前各类临床问题、临床困境和关于无托槽隐形矫治局限性及适应证的最新研究结论，以及我们对此提出的解决方案。本书作为一个学习工具，也包含了很多无托槽隐形矫治临床病例的设计，加入了很多展示临床矫治措施和未来无托槽隐形矫治临床应用的图示与模型。

　　为了尽可能地做到公正与全面，我们也讨论了除隐适美系统之外的其他无托槽隐形矫治品牌。然而，隐适美系统发展至今在一些治疗设计方面明显更为先进，因此在讨论例如分次咬合跳跃模拟以及优化附件等其他无托槽隐形矫治品牌并不具备的功能时，我们只涵盖了隐适美系统。我们相信其他无托槽隐形矫治品牌以及医生自制无托槽隐形矫治器（使用椅旁3D打印机），在未来各类简单及复杂的错𬌗畸形治疗方面将有更多的发展。

　　本书旨在解答无托槽隐形矫治在临床常见问题中的困惑与不明之处。希望为各位读者在面对这些问题时提供更明确、清楚的信息和解决方案。希望本书能在这些富于讨论的话题方面做出贡献，让广大医生在使用无托槽隐形矫治器进行正畸治疗时了解更多信息，从而做出更有效的临床决策。

Anderson T. Huang, Darren Huang

New York, NY

缩写
Abbreviations

AAO 美国正畸医师学会

ANB 上牙槽座点、鼻根点与下牙槽座点角，ANB角

BSSO 双侧下颌升支矢状劈开截骨术

CBCT 锥形束计算机体层摄影

IHA 椅旁制作矫治器

IMPA 下颌中切牙–下颌平面角

IPR 邻面去釉

MA 下颌前导

PDL 牙周韧带

RME 上颌快速扩弓

RPFM 面具前牵引

SNA 蝶鞍中心、鼻根点与上牙槽座点角，SNA角

SNB 蝶鞍中心、鼻根点与下牙槽座点角，SNB角

TAD 支抗钉

U1–SN 上颌中切牙长轴与SN平面相交的下内角

VCC 虚拟C链

VGB 虚拟屋顶曲

致谢
Acknowledgments

Olivier Nicolay医生、Jae Hyun Park医生及George Anastassov医生从本书编写计划初始就提供了大量支持和宝贵的指导，在此我们深表感谢。

诚挚感谢Springer Nature出版社和编辑Alison Wolf、Priyadarshini Vasudevan与Shilpa Sheetal，感谢他们的慷慨、前瞻性、友好与耐心，帮助本书由提案直至发表。

感谢美国纽约大学牙医学院正畸系一直以来秉持以最佳循证医学证据支持正畸治疗的原则，持续在无托槽隐形矫治研究方面保持创新，以及为我们向患者提供最佳治疗方面给予支持。

感谢Mitchell J. Lipp医生的远见、友谊与支持。

感谢我们的家人Jennifer和Madeline，感谢她们在本书编写全程给予的耐心、热情与支持。

目录

Contents

第1章 使用无托槽隐形矫治设计软件优化诊断与治疗方案制订

Optimizing Diagnosis and Treatment Planning with Clear Aligner Software

目录

无托槽隐形矫治设计软件：简史

使用无托槽隐形矫治器进行正畸治疗时，合理地使用设计软件对于治疗计划的制订和治疗结果是否成功都至关重要。隐适美的创始人和隐适美无托槽隐形矫治器的发明者于1999年在美国正畸医师学会上介绍了第一款用于无托槽隐形矫治的设计软件[1]。该技术采用计算机辅助设计/计算机辅助制造（CAD/CAM），设计并制造了一系列无托槽隐形矫治器，使牙齿逐渐移动到正确的位置。第一代隐适美软件称为"Clincheck"，主要用于解决简单的错𬌗畸形，如解除轻至中度牙列拥挤，关闭较小的牙列间隙和轻微的牙根移动[2]。随后几代的隐适美矫治器，在膜片材料性能和设计软件功能两方面同时做了改进。通常，软件创新是通过添加更多的牙齿定位功能、辅助装置和治疗步骤来进行方案设计，从而实现更精细的牙移动控制。随着隐适美无托槽隐形矫治技术的发展，其潜在应用范围已经扩展到更复杂的错𬌗畸形治疗中。然而，隐适美关于其矫治器效能提升的许多声明，如严重扭转牙的纠正、前牙超过2.5mm的压入或伸长，以及后牙超过4mm的控根移动，其相应解决方案尚未得到充分的临床验证[2]。

2015年，隐适美推出了一系列重要的创新，包括Clincheck Pro设计软件、矫治器膜片材料的升级，以及提高拔除第一前磨牙病例治疗效果的一系列改良特性[3]。Clincheck软件的当前版本是Clincheck Pro 5.0，它已经在原始Clincheck Pro的基础上经过了多次修改。从第一代起，Clincheck就不能在网页上直接操作，需要下载并安装应用程序。因此，容易因服务器问题而被迫中断使用。Clincheck Pro 5.0也不能在网页界面直接操作（译者注：本书译制时最新的Clincheck可以直接在网页上进行操作）。值得注意的是，在2015年更新后，设计软件中纳入了3D工具条，该工具条允许在所有维度上重新定位单颗牙齿；矫治器膜片材料更新为SmartTrack高分子聚合物，设计软件还增加了调整附件和精密切割的数量、位置、方向及尺寸的功能，同时扩大了上下牙弓扩宽和缩窄的范围，并允许在牙位之间添加或去除邻面去釉[3-4]。这一更新还增加了许多功能来辅助制订治疗计划，包括自动进行Bolton分析、咬合接触可视化，以及实现"双视图"，即将医生的修改结果与隐适美给出的初始设计进行对比。

近年来，其他牙科供应商也已开发出了可与其竞争的无托槽隐形矫治品牌及其各自的设计软件。2018年，3M推出了Clarity隐形矫治系统和基于网页界面操作的方案设计软件。同样在2018年，登士柏西诺德推出了Suresmile无托槽隐形矫治器和Elemetrix软件，作为另一种隐形矫治替代方案。3M和登士柏西诺德的设计软件都与Clincheck软件显著不同，这为医生提供了具有独特优势的设计软件操作系统。

尽管隐适美在不断创新，但Clincheck Pro软件仍受到一些缺陷的限制，这些缺陷可能会影响理想治疗效果的实现。限制包括：单颗牙移动的精准控制还需优化、无法纠正骨性不调以及软组织改建模拟效果有限。例如，Clincheck软件目前缺乏集成软硬组织的功能，这将导致软件模拟结果无法真实地预测正畸牙移动后可能产生的软组织变化。医生需要注意这些软件缺陷，对于设计的生物力学效果要有合理预期，并尽可能减少不利结果，这一点很重要。

在下文中，我们将从单颗牙移动精准控制的欠缺到软组织改建的模拟不当，讨论隐适美Clincheck软件系统的主要局限性。在我们对单颗牙移动控制的讨论中，将重点关注附件的正确运用，针对软件

缺陷提出可行的解决方案。然后，研究知名度相对较小的隐形矫治设计软件，并讨论如何利用它们的不同功能为医生提供成功的正畸治疗。

隐适美的主要缺陷

Clincheck软件中的单颗牙移动：附件设计不兼容

研究表明，在牙齿上添加附件可以提高特定类型正畸牙移动的精确度[5]。Simon等报道了当牙齿表面有附件辅助牙移动时，上颌磨牙整体远移的精确度至少可达1.5mm[6]。临床上，我们观察到增加附件可防止磨牙在远移过程中过度倾斜。然而，尽管添加附件的牙齿远中移动的精确度大于无附件的牙齿，但二者的差别并无统计学意义[6]。

研究还调查了附件对其他类型牙移动实现效果的影响。2005年的一项临床试验结果提示可使用附件来提高牙齿去扭转的精确度[7]。Simon等观察到，在前磨牙扭转大于10°的情况下，附件的使用和每副矫治器的牙移动量都对方案实现的可预测性有很大影响[6]。2015年的一项系统评价建议使用附件来提高扭转牙移动的可预测性[5]。然而，其他研究却展示出与之相矛盾的结果，认为使用附件并不能更好地纠正尖牙扭转[8]。2019年的一篇系统评价发现，尚缺乏证据支持可使用附件来去扭转[2]。尽管目前的文献证据未达成共识，对于扭转牙，特别是扭转超过15°的牙齿，在去除扭转时仍然建议添加附件以提高治疗的可预测性[5]。

对于使用附件来提高牙齿伸长移动的可预测性，人们达成了更多共识。使用无托槽隐形矫治技术治疗垂直向不调，尤其是深覆𬌗，是很有挑战性的。临床试验发现伸长移动是实现率最低的牙移动类型[9]。因此，建议将附件放置在需要伸长的牙齿上以提高实现率[2]。

很明显，附件的使用确实能促进部分牙移动的表达[10]。在最近更新的版本中，隐适美的Clincheck

Pro软件结合了许多功能、扩展了医生对附件的操控权限、提高了对牙移动的控制能力。具体来说，当医生决定放置附件时，可以选择附件的形状，包括椭圆形、近中或远中面的垂直楔形附件，以及龈方或切端的水平楔形附件（图1.1）。医生还能确定附件的尺寸，长度可以选择3mm、4mm或5mm（图1.2）。医生可根据需要来定位附件在牙齿表面上的位置和斜面的方向（图1.3）。

尽管具有这些功能，Clincheck的附件设计仍存在缺陷，会影响治疗的可预测性。需要注意，受限于软件设置，设计的附件大小并不适合所有形态的牙面。例如，软件限制了附件的最小尺寸，那么牙冠高度不足的牙齿则无法放置附件。当临床牙冠短小的上颌磨牙远移时就面临这样的附件限制问题（图1.4）。在这种情况下，支持远中移动最理想的附件类型是垂直楔形附件。然而，由于上颌磨牙的临床牙冠短小，Clincheck软件会自动激发放置水平

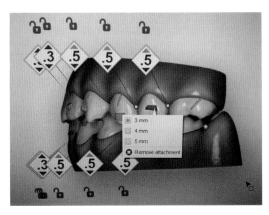

图1.2　隐适美Clincheck软件允许医生调整附件的长度范围是3～5mm。然而，目前其他维度尺寸（高度和宽度）的调整仍然受限。

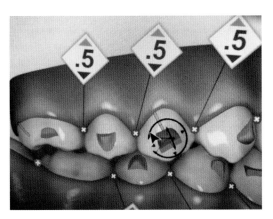

图1.3　隐适美Clincheck软件允许医生在所有维度上旋转附件。这使医生能根据需要定位附件的加力面，以期优化牙移动。

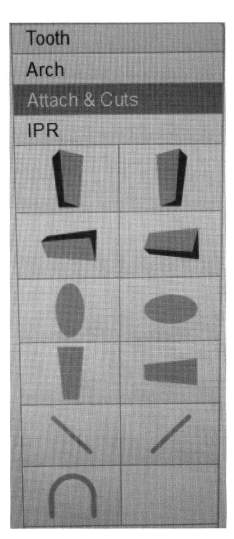

图1.1　隐适美可以设计多种形状的附件，包括水平楔形、垂直楔形和椭圆形附件。

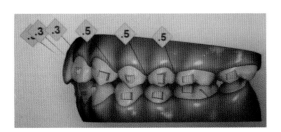

图1.4　水平楔形附件被放置在需要远中移动的磨牙上，而更优化的设计应该是放置垂直楔形附件。然而，该磨牙的临床牙冠较短，隐适美的附件尺寸相对较大，因此限制了垂直楔形附件的使用。

楔形附件而不是理想中的垂直楔形附件（图1.5）。因此磨牙远移的可预测性由于无法使用理想的附件类型而受限。优化设计软件，允许使用长度小于3mm的附件是解决附件尺寸与牙齿形态间不兼容的有效方案。最新一代Clincheck软件尚不存在这个选项，但替代软件如3M Clarity（将在本章稍后讨论）已经提供了此选项。

在特定病例的Clincheck初始方案设计过程中，隐适美技术人员通常会使用被称为"优化附件"的专用附件（图1.6）。优化附件具有特定的形态，可用于促进伸长、控根和扭转等特定牙移动类型的表达。最近的一项临床试验表明，与非优化（传统）附件相比，优化附件更能缩小牙移动预测量和实际表达量之间的差异[11]。但是，目前优化附件的应用方式反而限制了治疗结果的优化。因为一旦隐适美技术人员将优化附件放置在牙齿表面，医生就不能对其进行任何修改，只能选择保留或去除这些优化附件。医生无法重新定位牙面上的优化附件或改变

施力方向。目前，如果医生要重新放置附件，只能放置传统附件，这对于一些特定类型的牙移动控制效果可能并不理想。最理想的解决方案是设计软件能够允许医生自行调整优化附件。

当前这一代Clincheck Pro尽管有进步，但是尺寸限制和优化附件的默认位置都限制了附件的灵活应用。导致医生被迫使用并不理想的附件或选择完全放弃附件的方式来避开限制。由于附件可以改善牙根控制，并能促进如扭转、伸长和远中移动等各种牙移动的表达，因此，目前附件设计的局限性会对治疗的可预测性产生不利影响[6]。

单颗牙移动：转矩表达的限制

一直以来，无托槽隐形矫治器的转矩控制是有争议的。研究表明，无托槽隐形矫治器对于转矩的控制不如固定矫治器有效[12]。一项临床试验发现，隐形矫治前牙转矩的实现率为50.3%，而前磨牙去扭转的实现率为39.95%，磨牙远中移动的实现率为87.65%[6]。隐适美与其他牙科供应商（如3M）为优化力学系统，已经对隐形矫治器做了许多特性改良，例如改变矫治器的几何形状来增强其对特定牙位的转矩控制。Simon等得出结论，通过改变矫治器的几何形状（隐适美矫治器中的压力嵴）或使用附件来提高转矩控制的实现率是可行的[6]。同样的研究也发现，无论是通过椭圆形附件还是压力嵴，对于上切牙转矩的控制效果并没有显著差异[6]。另一项研究发现，对于上颌中切牙的转矩控制可以通过修改牙龈边缘的矫治器形状，或者添加适当的附件来轻微激活矫治器的矫治力以改善牙根控制[13]。尽管对转矩控制的研究还很少，目前的科学证据支持通过改变矫治器的几何形状来增强无托槽隐形矫治器的转矩控制。

目前，隐适美可通过增加压力嵴来控制转矩，即在靠近特定牙齿的牙龈边缘添加压力凹槽以改变隐形矫治器的几何形状（第8章会更全面地讨论它们的应用和功效）。除了牙龈边缘的压力嵴之外，

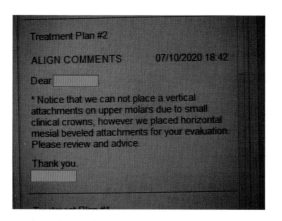

图1.5　隐适美的系统消息提示了错误，表明由于临床牙冠较短，需要用水平楔形附件代替垂直楔形附件。

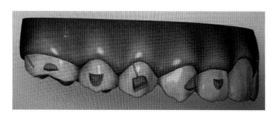

图1.6　右上侧切牙、右上尖牙、右上第二前磨牙和右上第一磨牙牙面上放置了隐适美优化附件。

还可以在牙齿切端区域的牙面添加压力点。例如，上切牙的根舌向转矩控制是通过一对力偶实现的，即在唇侧龈缘处通过压力嵴施加较大的力，而在舌侧切端区域通过压力点施加相反方向较小的力（图1.7）。这两种力的叠加作用为根舌向转矩提供了力偶。Clincheck Pro的软件设定严重限制了医生灵活应用压力嵴进行转矩控制的能力。

第一，压力嵴只能应用于上下切牙，在尖牙和磨牙上均无法激活压力嵴，因此这些牙齿的转矩控制都不能通过改变矫治器的几何形状来增强。

第二，压力嵴只能应用于切牙的唇侧面以获得根舌向转矩。目前尚不能在任何牙位的舌面放置压力嵴来增强根唇向转矩。

第三，医生既不能调整压力嵴的位置，也不能调整压力点的位置。理想情况下，Clincheck软件应允许医生修改压力嵴及压力点的位置。通过对压力嵴及压力点这两个辅助功能的控制，医生可以更好地掌控牙齿冠根唇舌向移动。例如，在治疗过程中医生希望进行根舌向转矩移动的同时，尽量避免牙冠过度唇倾（图1.8）。拔除4颗第一前磨牙的病例在治疗后期常常会面临这样的情况。在固定矫治器中，下切牙的冠根移动是通过在方丝上弯制根舌向转矩，同时末端紧密回弯、橡皮链或其他方式向牙冠施加远中方向移动的力量而共同实现的。目前，Clincheck软件还无法对这种同时进行的冠根移动做有效的设计模拟（图1.9）。如果医生要求在下切牙上设置压力嵴，那么压力嵴会促进牙根向舌侧移动。然而，牙冠此时也会受到力量刺激向唇侧移动。由于在牙冠唇侧龈方区域设置了压力嵴，因此很难在牙冠表面同时施加舌向力。如果医生能够在牙冠表面的中1/3处设置压力点，它们将能够施加必要的牙冠远移力，以防止牙冠过度唇倾。

第四，当压力嵴应用于上下切牙时，它们只能添加在特定编号的矫治器中或特定的治疗阶段中。例如，当需要20个主动矫治器进行治疗时，仅可以在其中10个、15个或全部20个矫治器中，在指定牙位上设置压力嵴。通过Clincheck软件应用压力嵴的

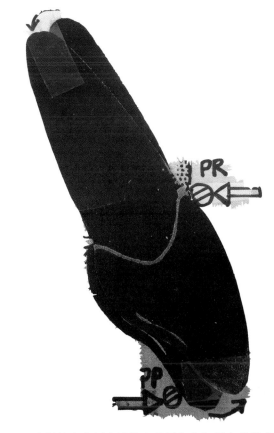

图1.7　力偶效应由压力嵴带来的唇向力和压力点带来的舌向力共同作用以产生根舌向转矩。PR代表压力嵴；PP代表压力点。

关键问题之一，是无法对压力嵴辅助的根舌向转矩移动进行精确定量。也就是说，医生不知道每个阶段压力嵴施加给牙齿的根舌向转矩的具体数值。

Clincheck软件中压力嵴和压力点的形状及放置位置有较多限制，当前的解决方案之一是在治疗过程中使用手动器械，人为地在隐形矫治器上增加压力嵴和压力点这些力学辅助措施（第11章进一步讨论手动器械的使用）。

例如，当治疗中上尖牙的牙冠需要额外的根舌向转矩时，可以用水平压痕钳在唇侧龈方增加压力嵴，还可以同时用压痕钳在舌侧切端区域添加压力点。

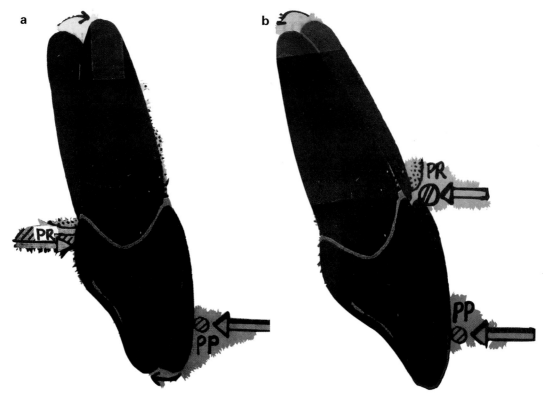

图1.8　（a）根唇向转矩由施加在牙冠舌面的压力嵴和牙冠唇面的压力点来表达。PR代表压力嵴；PP代表压力点。（b）在牙冠唇面的牙颈部区域设置压力嵴，在牙冠唇面靠近切端处设置压力点来共同实现对根舌向转矩和冠唇向转矩的控制。PR代表压力嵴；PP代表压力点。

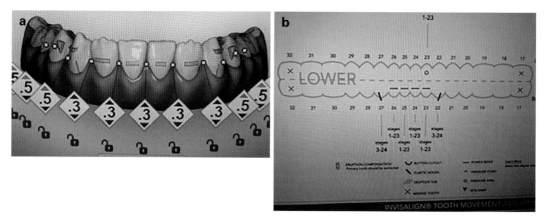

图1.9　（a）压力嵴可应用于上下切牙唇面的牙颈部区域。然而，它们不能应用于其他区域，例如舌侧面或后牙。（b）在23牙冠的舌侧放置了压力区。目前，压力区的位置由软件默认设置，医生无法自行调整。

单颗牙移动：拔牙矫治的局限

　　无托槽隐形矫治器在拔牙矫治中的应用仍面临挑战（第9章将详细讨论无托槽隐形矫治器在拔牙矫治中的疗效和如何克服其局限性）。研究表明，尽管取得了很多进展，但无托槽隐形矫治器仍然无法像固定矫治器那样成功地治疗包括拔牙病例在内

的复杂病例[14]。值得注意的是，一项临床试验研究分析了在拔除2颗上颌前磨牙的病例中，牙移动的实际值与预测值之间的差异[15]。结果表明，治疗后除了切牙转矩和垂直向位置的实际与预测有明显差异以外，磨牙的近中倾斜也比预测值更大[15]。2015年，隐适美推出了G6套装，以提高无托槽隐形矫治器对拔牙矫治的有效性[3]。具体说来，对于涉及

拔除前磨牙的病例，隐适美在前磨牙和磨牙上设计了优化支抗附件，并结合虚拟屋顶曲（virtual gable bend，VGB）在牙弓前部和后部产生力矩，以抵消不必要的牙冠倾斜。

对于涉及拔除2颗第一前磨牙的病例，与使用传统附件相比，G6套装可略微改善对第一磨牙移动的控制[15]。G6套装在治疗方案中自动使用了虚拟屋顶曲，但仍不明确该弯曲向邻近的前、后段牙弓所提供的反作用力大小。Clincheck软件的缺点之一是它无法可视化虚拟屋顶曲所产生的牙移动。当医生要求添加虚拟屋顶曲时，软件不会显示施加到指定牙齿的反作用力，也不会显示所产生的牙移动量和对应的具体步数（图1.10）。由于缺乏可视化模拟，在关闭拔牙间隙期间，医生无法精准控制拔牙间隙两侧牙齿的牙冠倾斜度。正如我们将在第9章讨论的，在关闭拔牙间隙期间，牙冠倾斜仍是使用无托槽隐形矫治器进行拔牙矫治的首要挑战。

软硬组织建模的缺陷

研究表明，三维软组织建模有助于在方案设计时优化美学目标[16]。现代诊断和制订治疗计划，需要结合整体颅面部的建模来预测治疗后的软组织变

化，特别是拔牙病例和涉及正颌外科的病例，因为这些病例的面部软组织通常会发生较大的变化[17]。

目前，Clincheck软件允许在错𬌗畸形的矫治计划制订中整合患者部分软组织进行模拟。在治疗计划模拟中，医生可以观察到伴随模拟牙移动时牙龈边缘和附着龈的相应改建。然而，目前的软件无法准确预测牙龈边缘和附着龈的变化。例如，在涉及下切牙拔除的病例中，医生可以预测拔牙间隙两侧的切牙之间在间隙关闭后出现牙龈"黑三角"的可能，这种情况在老年患者中尤为明显。Clincheck对牙齿和软组织改建的模拟不会展现牙龈"黑三角"的真实变化趋势，而是对牙龈边缘进行建模，让虚拟的牙龈填充在拔牙间隙两侧的切牙之间。隐适美设计软件中软组织建模的精确度较差，对于寻求预测治疗后软组织变化的医生来说仍存在不足。

Clincheck软件也缺乏所有类型的面部建模。目前，面部软组织（包括上唇、下唇、鼻部或颏部）与硬组织尚无法整合，医生无法在Clincheck软件上模拟面部软组织的变化。如果能将硬组织与软组织进行功能整合，使面部特征能够与牙移动同步建模，这将成为诊断和制订治疗计划的最佳选择。有些研究已经建立了规范的软组织3D模拟，用于预测正畸治疗后的面部改变[18]。理想情况下，Clincheck

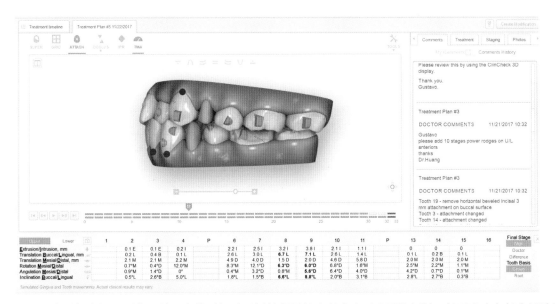

图1.10　虽然已要求添加虚拟屋顶曲，并已向拔牙间隙两侧的邻牙施力以防止不必要的倾斜，但无法确定每个矫治器虚拟屋顶曲施加反作用力的具体大小。

软件可以根据人口统计学标准（如种族、性别、年龄和骨骼等）将面部软组织变化与硬组织变化进行校准，从而模拟面部软组织的变化。一些替代软件已经开始整合面部软硬组织，如登仕柏西诺德可通过"唇形描记"等功能，将患者从正面看到的牙移动与实际的嘴唇轮廓相叠加。

同样，Clincheck软件在硬组织可视化模拟方面也有局限。需要注意的是，尽管所有牙齿的牙根移动量和角度都显示在软件的评估表中，但由于牙龈组织的遮挡，无法实现牙根移动的三维可视化。因此，医生很难在治疗中的某一特定阶段精确评估牙根的位置。这种不可预测性会影响牙根移动量较大的复杂病例，例如拔牙病例或上下切牙大量内收的病例。我们将在本章稍后讨论到，3M软件实现了在治疗的任何时间点消除软组织遮挡，提供精确的牙根移动可视化功能。

纠正骨性不调的局限性

研究表明，无托槽隐形矫治器在解决严重的颌骨矢状向不调方面能力有限[10]。2018年末，隐适美引入了下颌前导功能以纠正骨性Ⅱ类不调（第3章讨论下颌前导的功效）。在该功能出现之前，Clincheck软件采用的是咬合跳跃，这是一种重要的上下牙弓间在矢状向、横向以及垂直向移动的模拟，作为隐形矫治方案设计中纠正较大骨性不调的一种手段。

正如我们将在第10章中进一步讨论的那样，医生和Clincheck软件经常设计无法实现的咬合跳跃。Clincheck目前提供了牙移动评估，它提示了实现单颗牙移动的困难程度（图1.11）。然而，该软件无法识别和提示牙弓间移动的难度，这其中尤其值得注意的是，对于咬合跳跃实现的困难程度，软件并没有给出提示。因此，Clincheck允许医生在不现实的情况下自由设计咬合跳跃，例如设计Ⅱ类或Ⅲ类颌间牵引及咬合跳跃用于纠正较严重的矢状向骨性不调，或在非生长期患者的方案中合并矢状向的咬合跳跃（图1.12）。在这些严重的骨性不调病例中，Clincheck软件允许或自动生成了根本无法实现的咬合跳跃。设计这种不现实的咬合跳跃，会导致颌骨的矫治量被高估。理想情况下，Clincheck软件应只允许在符合适应证时添加咬合跳跃。咬合跳跃模拟的可实现性，对于使用无托槽隐形矫治器成功纠正骨性不调病例具有重要意义。

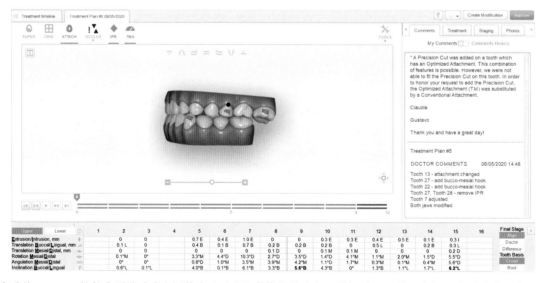

图1.11　隐适美Clincheck软件中牙移动难度评估表显示在方案模拟的底部。模拟动画上的蓝点提示该牙移动困难。

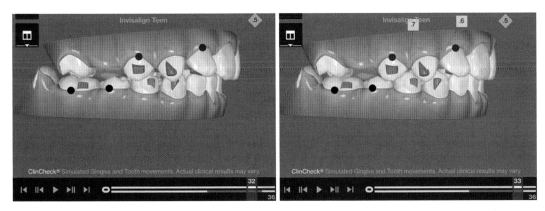

图1.12　在矫治器第33步设计了咬合跳跃。该软件模拟使用Ⅱ类颌间牵引进行下颌前导。然而，这种咬合跳跃是不现实的，因为缺乏对患者生长发育情况的预测，也没有添加如下颌前导MA矫治器，或高位头帽等Ⅱ类功能矫形装置那样，能产生下颌位置变化、能有效矫治Ⅱ类错殆畸形的生物力学设计。

诊断工具的局限性

隐适美软件在设计治疗方案时为医生提供了许多诊断工具，例如上下牙齿牙冠宽度比例关系的Bolton分析，困难牙移动的牙移动难度评估表以及汇总记录三维方向牙移动量的牙移动表。尽管该软件允许上传头颅定位侧位片以供参考，但尚缺乏整合头影测量值的功能，例如SNA、SNB、ANB、U1-SN、IMPA、SN-GoGn，这些头影测量值对制订治疗计划至关重要，但是目前的软件尚无法将其整合至方案制订中。尽管对于哪些测量值最重要这一点仍缺乏共识，但头影测量分析仍然是正畸临床常规诊断分析和诊断生长发育异常的金标准[19-20]。登仕柏西诺德已开始在治疗计划中整合头颅定位侧位片，它让医生能够将牙移动模拟叠加在头颅定位侧位片上。然而与隐适美一样，它尚未能将头影测量分析纳入软件中。

3M软件

2018年，3M推出了Clarity无托槽隐形矫治器及其诊断和治疗方案设计软件[21]。最近已有研究将该矫治器的功效与固定矫治器或隐适美无托槽隐形矫治器进行比较。3M软件在许多方面都存在缺陷，特别是在设计拔牙病例和严重骨性不调病例时，软件能力会显示出更多的不足。然而，该软件也包含了许多独特的功能，这将在诊断和制订治疗计划时为医生提供帮助。

优化单颗牙移动：附件设计的功能和局限性

研究表明，附件设计对于优化牙移动具有重要意义[10]。3M软件的功能之一是在治疗方案设计阶段可以自由操作附件设计。前文中我们已经讨论过：为了在过小牙或牙尖较小等牙冠形态异常的牙齿上放置附件，附件的形状和大小是很重要的。3M软件允许在长度、宽度和高度这3个维度上自由调整附件设计（图1.13）。值得注意的是，在3M设计软件中附件的最小尺寸限制为长度2mm、宽度1mm、高度0.5mm（图1.14）。因此，与隐适美软件不同，3M软件设计的小体积附件可以更好地适应过小牙的临床牙冠。

尽管3M软件具有调整附件大小的能力，但可供选择的附件形状仍然有限。目前，唯一可选的形状是矩形附件和楔形附件。软件也不会自动放置默认设计的优化附件。最近的临床试验表明，优化附件在提高牙移动精准度方面发挥了重要作用，尤其是伸长和去扭转优化附件的使用明显提高了相应牙移动的精准度[22]。对于移动困难的牙齿，3M软件在附件形状上的限制，将对其矫治结果的可预测性产生不利影响。

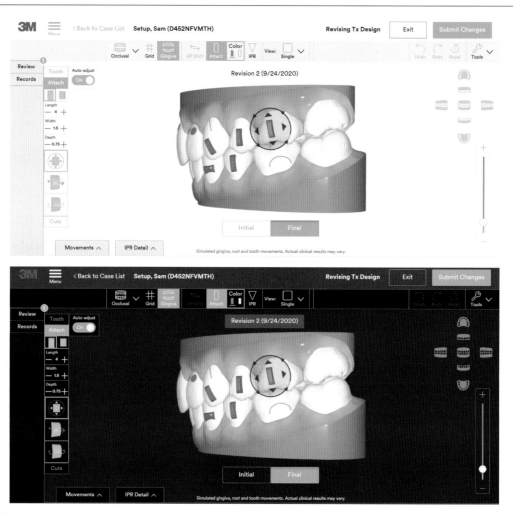

图1.13　3M™隐形矫治设计软件Oral Care Portal中的附件可以在3个维度进行设计：长度、宽度和高度。可以把附件设计到较小的体积，以适应临床牙冠较小或形态异常的牙齿。

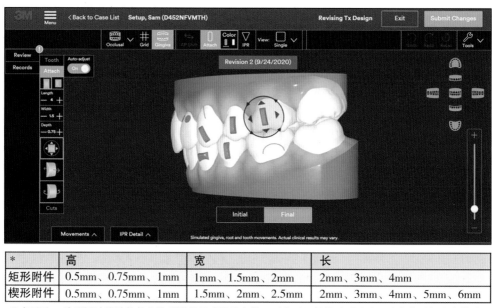

*	高	宽	长
矩形附件	0.5mm、0.75mm、1mm	1mm、1.5mm、2mm	2mm、3mm、4mm
楔形附件	0.5mm、0.75mm、1mm	1.5mm、2mm、2.5mm	2mm、3mm、4mm、5mm、6mm

*此表展示3M隐形矫治设计软件允许的附件尺寸设计参数。医生可以根据需要选取上述参数进行方案修改

图1.14　3M™隐形矫治设计软件Oral Care Portal允许附件的最小长度为2mm、宽度为1mm，矩形附件的最小高度为0.5mm。对于楔形附件，最小尺寸参数为2mm长、1.5mm宽、0.5mm高。

优化单颗牙移动：转矩表达和打开咬合

与隐适美一样，3M隐形矫治设计软件采用了调整矫治器几何结构的方式以增强根转矩控制。3M使用的是单独压力点，称为"转矩点"（图1.15），而不是压力嵴。3M软件还限制了其转矩点在上下切牙上的位置，转矩点不能放在尖牙或后牙上。与隐适美Clincheck的压力嵴相似，转矩点只能放置在牙冠唇侧面，因此无法增强根颊向转矩。正因如此，颊舌向转矩表达的精确度可能会受到影响，尤其像第二磨牙这类根舌向移动较困难的牙齿就会更加明显[22]。

对于深覆𬌗病例的咬合打开，3M隐形矫治设计软件还允许在上前牙的舌侧设计平面导板。平面导板是矫治器舌侧表面的轻微扩大，使之尽早地与下前牙形成咬合接触，使后牙咬合分离从而利于后牙伸长，同时也可对上前牙施加额外的压入力从而辅助前牙压入（图1.16）。图1.14的表格列出了3M™隐形矫治设计软件中附件长、宽、高的尺寸。医生可以在尺寸许可范围内进行修改。当软件检测到存

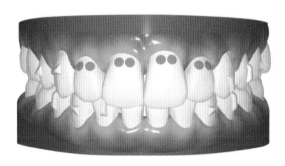

图1.15　3M软件使用转矩点控制根舌向转矩，转矩点仅可用于上下切牙的唇侧表面。

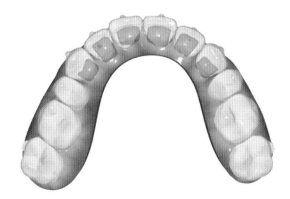

图1.16　3M软件允许在上前牙舌侧放置平面导板，以利于前牙深覆𬌗纠正过程中后牙咬合分离。

在深覆𬌗时，它会自动在上前牙的舌侧放置平面导板。如何打开前牙深覆𬌗，仍然是无托槽隐形矫治器最具挑战性的牙移动之一[23]。3M软件（和隐适美软件）在平面导板设计方面的缺点是医生既不能调整平面导板的位置，也不能调整平面导板的大小。在某些情况下，例如同时存在深覆𬌗和深覆盖的Ⅱ类患者，默认的平面导板的大小及位置不足以与下前牙建立咬合接触。此时由于后牙没有脱离咬合接触，深覆𬌗的矫治效果可能会受到影响。

软硬组织建模

3M软件的一个独特特征是其对牙龈软组织的细节模拟（图1.17）。该软件允许评估软组织对治疗的反应，如牙龈"黑三角"的形成等。在3M的牙移动和牙龈改建的动画视图中，可调暗背景以更好地显示软组织变化，然而该软件还不能结合面部软组织的模拟。

复杂错𬌗畸形治疗的局限性

3M软件在最近的发展中，尚未纳入治疗复杂错𬌗畸形的特定功能。例如，它缺乏咬合跳跃选项，因此无法准确模拟牙弓间发生较大位置变化的病例。例如，上颌磨牙伸长导致的下颌旋转、生长发育期患者的下颌生长，以及正颌外科手术带来的颌骨位置改变。目前，该软件治疗骨性不调病例的能力似乎不如隐适美，它仍然最适用于轻至中度错𬌗畸形的治疗。

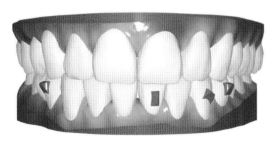

图1.17　3M™隐形矫治设计软件Oral Care Portal中的牙龈结构非常逼真，可以模拟牙龈在牙移动过程中的相应变化，但无法整合头影测量分析。

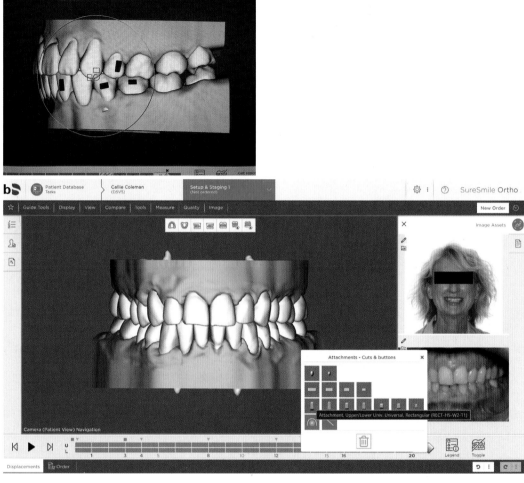

图1.18　（a）Suresmile软件仅允许设计椭圆形、水平和垂直附件。目前无优化附件可使用。（b）在登士柏西诺德Suresmile软件中，附件体积可以最小化到5mm长、2mm宽和1mm高。

登士柏西诺德Suresmile软件

与3M一样，登士柏西诺德于2018年推出了Suresmile无托槽隐形矫治器产品和相应的软件[24]。该供应商的建模是独一无二的，因为它给医生提供了更多的控制牙移动的选项，可以在没有技师初始设置的情况下，允许医生一步一步地设计牙移动步骤。这使医生得以在椅旁制作矫治器（In-house Aligner，IHA）①。医生可以以相当合理的服务费

用，使用Suresmile软件进行矫治器的椅旁现场3D打印。该软件仍处于早期开发阶段，缺乏用于治疗复杂错𬌗畸形的优化附件和咬合跳跃等功能。然而，它将X线片、图片进行数据集成的优势，在当前的设计软件中是独一无二的。

优化单颗牙移动：附件设计

目前，Suresmile软件仅提供3种类型的附件：椭圆形、水平和垂直附件（图1.18a）。该软件允许修改附件尺寸，但仅限于高度，而不能修改长度或宽度。附件可以设计的最小体积为5mm长、2mm宽和1mm高（图1.18b）。这样的附件尺寸限制了其在异形牙冠上的放置。同样，附件的最小尺寸要求也限

---

① Suresmile把这个功能称为"DIY矫治器"（Do-It-Yourself，DIY；自己动手制作矫治器）。然而，由于我们通常用DIY矫治器泛指那些完全忽略医疗专业人员的治疗把控、直接面向消费者的矫治器，为避免由此可能产生的争议，在本书后面所有章节使用另一个术语"椅旁制作矫治器"（IHA）代替。

制了如牙根控制等复杂牙移动的表达。

优化单颗牙移动：转矩应用和平面导板

Suresmile软件在增强转矩控制方面的功能仍不完善。我们已经讨论了如何通过矫治器几何结构的调整来控制转矩，但这种方式可能受限于矫治器材料的性质[13]。Suresmile目前缺乏适合的矫治器材料用于以压力嵴或转矩点的方式施加转矩。

同样的，在深覆𬌗病例的治疗中，无论是系统设置还是临床医生处方，现有的Suresmile软件均无法生成并放置平面导板。因此，Suresmile软件目前还无法使深覆𬌗病例的后牙脱离咬合接触。

软硬组织建模

Suresmile软件在整合软硬组织以进行治疗计划制订方面颇具优势。它可以通过"唇形描记"选项，将患者正面微笑照中的嘴唇形态叠加到模拟的牙移动上（图1.19）。该功能可用于辅助设计前牙的压入量，以及上颌后段牙弓的扩弓量。该软件还整合了患者牙移动后牙龈组织的模拟改建。它提供了一个"比较牙龈"的选项，将最初与最终的牙龈结构进行比较。软组织建模的这些功能有助于制订治疗计划，但目前尚未引入如侧貌、唇外形等其他软组织的实时模拟。

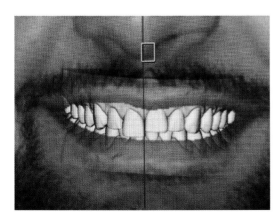

图1.19 Suresmile软件的独特之处在于，它允许患者正面微笑照中的嘴唇形态与牙移动的模拟动画相叠加。

该软件还整合了许多硬组织诊断工具。例如，可以在模拟的牙移动上叠加头影测量分析以便更准确地评估牙移动量是否恰当。其次，该软件能够整合CBCT影像，从而使牙根移动和牙槽骨外壁形态可视化（图1.20）。研究表明，使用3D成像可以更准确地预测正畸牙移动[25]。对于无论是否阻生的恒牙，整合CBCT影像的功能可以帮助对其萌出补偿做出合理估计，这个功能也可以更好地设计扩弓范围、唇/颊倾程度以及牙根的移动量。

复杂错𬌗畸形的治疗

目前，Suresmile软件尚缺乏用于复杂病例治疗的一些功能，如咬合跳跃、应用于生长发育期患者的下颌前导功能、优化附件以及应用于拔牙矫治的虚拟屋顶曲等。医生在使用该产品和软件治疗例如拔牙、骨性不调和正畸正颌联合等复杂病例时应谨慎。

uLab软件

uLab软件在各种软件中是独一无二的，它让医生可以自由创建初始位置，并在方案设计阶段可以设计所有牙移动。这种更独立的设计软件，似乎代表了未来无托槽隐形矫治的发展方向。它可以选择只用上下前牙段或上下全牙列进行牙弓协调，但这个功能仍处于初级阶段，需要医生进行额外的修改以实现理想的排列和咬合关系。当前，该软件的附件设计功能广泛，也在方案设计中增强了对牙移动的控制，但它对于中重度错𬌗畸形的治疗能力仍然有限。

优化单颗牙移动：附件设计

uLab软件允许在3个维度上调整附件的长度、宽度和高度。它还包含了"复制粘贴"功能，以便医生可以将特定的附件设计模版保存到设计库中，将来在其他牙齿上重复使用（图1.21）。附件体积可设计的范围很广，这使得设计出的附件适用于过小牙和形态异常的牙齿。尽管如此，目前该软件不能在有复杂移动的牙齿上自动放置默认的优化附件，但这项功能计划在2020年秋季后进行更新（译者注：本书译制时，最新的uLab软件已具备自动放置附件功能）。

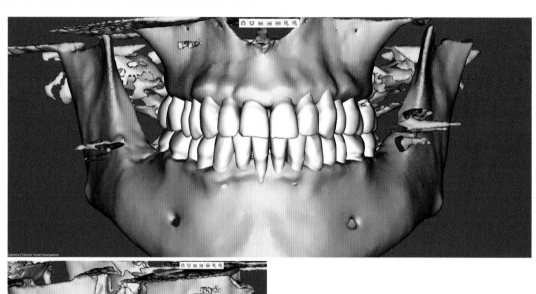

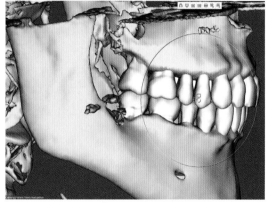

图1.20 Suresmile软件允许将CBCT影像和头颅定位侧位片与模拟的牙移动相结合。

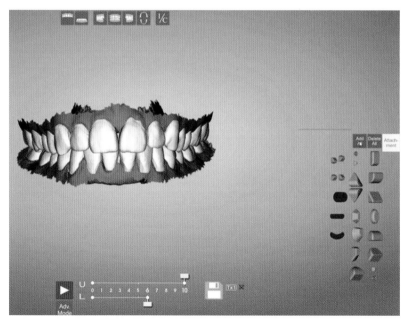

图1.21 uLab软件允许设计多种附件和压力点。

优化单颗牙移动：转矩应用和平面导板

与3M软件一样，uLab软件使用压力点来施加牙根的舌向或唇向转矩移动。uLab软件允许将压力点放置在前牙和后牙牙冠的任何位置，这样医生就可以在唇侧龈1/3区域和舌侧切1/3区域设计一对压力点来增强根舌向转矩（图1.22）[13]。

尽管目前无法默认或手动放置平面导板，但附件可以放置在上切牙的舌侧，并具有足够大的尺寸以替代平面导板。因为这些舌侧附件可以相对自由地定位和调整大小，所以即使在深覆盖和深覆𬌗同时存在的情况下，它们也可以发挥作用。

软硬组织建模

uLab软件在软硬组织建模方面都比较保守。目前，它无法显示牙移动导致的牙龈实时变化，还缺少整合面部软组织的功能，例如不能把正、侧貌中的唇部形态整合到方案设计中，并且不具备类似Suresmile软件"唇形描记"的功能。

该软件允许查看头颅定位侧位片，但不能将其与牙移动重叠。它尚未集成CBCT影像数据，因此无法模拟牙移动过程中牙根的移动和展示牙槽骨外壁形态。

复杂错𬌗畸形的治疗

uLab软件设计的无托槽隐形矫治器适用于轻至中度错𬌗畸形，尚不适用于重度错𬌗畸形的治疗。它缺乏针对骨性不调病例的咬合跳跃、下颌前导功能，也缺乏对开𬌗、拔牙矫治和生长发育期病例的矫治功能。复杂的错𬌗畸形不建议使用uLab软件。尽管如此，对于不太严重的病例，uLab软件是设计椅旁矫治器的最优之选，因为医生可以把控从初始设置到椅旁3D打印矫治器的全过程。

理想的无托槽隐形矫治设计软件

鉴于当前的无托槽隐形矫治设计软件存在诸多缺陷，本章结尾提出了理想的设计软件应具备的特征（表1.1）。最近的学术评论文章还主张，基于美国正畸医师学会的标准来创建软件，辅助医生把控数据、优化流程和交付矫治器，而非将这部分内容交于外部公司合作。该评论认为由正畸专业组织主

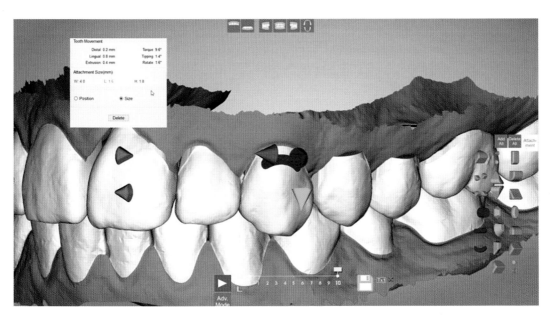

图1.22 在uLab软件中压力点可以放置在所有牙齿表面并可以自由操纵。

表1.1　几种无托槽隐形矫治设计软件的对比

软件类型	隐适美	3M软件	Suresmile	uLab
附件设计	形状丰富 有默认和优化附件 有最小尺寸的限制	形状有限 无默认和优化附件 有针对过小牙的小号附件	形状有限 无默认和优化附件 有最小尺寸的限制	形状丰富 无默认和优化附件 "复制粘贴"功能 无最小尺寸的限制
转矩应用与打开咬合	有控制转矩的压力嵴，但仅限于前牙唇侧使用，医生不能自行调整 有上颌3-3舌侧平导，医生不能自行调整	有控制转矩的压力点，但仅限于前牙唇侧使用，医生不能自行调整 有上颌3-3舌侧平导，医生不能自行调整	无控制转矩的压力点或压力嵴 无上颌3-3舌侧平导	有控制转矩的压力嵴，可用于全部区域，医生可自行调整 有上颌3-3舌侧平导，医生可自行调整
软硬组织建模	无牙龈的实时模拟 未整合面部软组织 未整合侧位片和CBCT	有牙龈的实时模拟 未整合面部软组织 未整合侧位片和CBCT	有牙龈的实时模拟 有面部软组织和唇形描记 整合叠加侧位片和CBCT	无牙龈的实时模拟 未整合面部软组织 未整合侧位片和CBCT
复杂错𬌗畸形的治疗	能够治疗复杂的错𬌗畸形 有咬合跳跃功能 有下颌前导功能 有针对拔牙病例的虚拟屋顶曲等工具套装	治疗轻至中度错𬌗畸形 无下颌的咬合跳跃功能 有针对拔牙病例的工具	治疗轻至中度错𬌗畸形 无下颌的咬合跳跃功能 无针对拔牙病例的工具	治疗轻至中度错𬌗畸形 无下颌的咬合跳跃功能 无针对拔牙病例的工具
椅旁矫治器的制作	不兼容	不兼容	兼容	兼容

导的软件能为患者提供更灵活的治疗选择。此外，数据的收集和分析将提高基于循证医学的无托槽隐形矫治器的有效性分析。根据这些建议，我们整理出理想的无托槽隐形矫治设计软件应具备的一系列特征，这些特征可以使设计软件不断优化牙移动的精确度，结合包括软硬组织建模在内的诊疗方案设计的辅助工具，并具备设计可实现的复杂错𬌗畸形治疗方案的能力（表1.2）。

优化牙移动：附件设计

理想的软件应允许医生在三维方向自由设定附件的长度、宽度和高度。附件的最小尺寸应足够小以适应较短的临床牙冠，例如软件应当可以设计尺寸足够小的垂直矩形附件，放置在需要远移的牙冠短小的上颌磨牙以辅助牙移动。附件形状也应更丰富以增强复杂牙移动的表达，例如隐适美优化控根附件中的泪滴状附件，该附件可在牙冠上以相反朝

向放置以增强牙根的控制。

优化牙移动：转矩应用

理想的软件将为医生提供第三序列牙移动的精确控制。uLab目前是第三序列上操作自由度最大的软件。理想的设计软件也可以借鉴uLab软件这个

表1.2　理想的无托槽隐形矫治设计软件特征

参数	特性
附件设计	可自主设计附件在三维方向的尺寸
转矩应用	自由放置压力点和压力嵴
软硬组织建模	集成软组织和CBCT数据建模
复杂错𬌗畸形的治疗	·可以实现的咬合跳跃 ·手术计划 ·大范围牙移动的标准化设计 ·真实的生长模拟
椅旁矫治器制作	兼容

功能，即允许在前、后牙的唇侧或舌侧放置多个压力点。转矩控制的精确度已被证明是有问题的。对隐适美非拔牙病例的牙移动效果的研究表明，下颌第一和第二磨牙以及上颌第一和第二磨牙的实际转矩表达与预测值之间存在显著统计学差异[27]。在上述问题区域应用压力点，将提高转矩控制的可预测性[6]。

软硬组织建模

实时的正畸治疗软硬组织改建效应应当被完全集成到理想的设计软件中。软件将允许把头颅定位侧位片与模拟的初始及终末位置和牙移动进行叠加。软件还将整合软组织建模，主要包括牙龈组织、唇部和软组织颏部对牙移动的实时反应。集成CBCT影像将实现牙根移动和牙槽骨外壁的可视化。

复杂错𬌗畸形的治疗

为实现对复杂错𬌗畸形的治疗，理想的软件将具备更全面的功能。我们之前讨论过咬合跳跃在治疗骨性不调病例时经常被过度使用或不切实际地使用，可以通过软件对这类不可预测或不可行的跳跃发出警报或警告。换言之，牙移动评估工具可以对困难的牙移动进行评估，同时也应该监测困难的颌骨移动。

理想的软件还将包含更真实的正颌手术模拟，软件应该不仅可以通过咬合跳跃来模拟手术，还可以通过最常用的正颌外科方案设计方法，即虚拟模型手术的方式来模拟手术[28]。例如，在矫治骨性Ⅲ类患者的双颌手术中，该软件将能够精确模拟下颌后退及上颌前移，而不是诉诸简单的咬合跳跃，因为后者只能通过显示下颌后退来模拟手术。理想情况下，该软件还可以模拟颞下颌关节疾病的手术，例如治疗颞下颌关节强直的截骨术和牵张成骨术。此类模拟类似于通过成像软件（如Dolphin）建模模拟，该软件已被证明有助于颞下颌关节疾病手术治疗中的虚拟手术方案设计[29]。

对于理想的软件而言，大范围牙移动的标准化也很重要，例如标准化运用虚拟屋顶曲、虚拟C链和咬合跳跃。也就是说，该软件将拔牙间隙两侧的每颗牙齿，在每个阶段的虚拟屋顶曲校准到合适的程度，以有效对抗牙根倾斜。同理，该软件也应将虚拟C链的每个阶段校准到特定的收缩百分比，而每次咬合跳跃也将与上下颌预测位置变化相结合，使之精确到特定毫米数。这种标准化将增加拔牙病例间隙关闭、精细调整和骨性不调病例疗效的可预测性。

最后，理想的软件将能够模拟生长期个体的治疗以及生长发育给颌骨带来的影响。例如，在替牙期患者的治疗中，可以根据颅面生长规律，将上下颌骨向前、向下的生长纳入治疗模拟[30]。对于需要下颌前导或Ⅰ期生长改良治疗的病例，结合上下颌骨的生长量预测来进行方案设计尤为重要。

3D打印兼容性

如前所述，无托槽隐形矫治技术未来的发展趋势是椅旁制作矫治器，即医生完成矫治器的全部或大部分牙及牙弓间移动设计，然后在榜旁通过3D打印制作全部无托槽隐形矫治器。因此，理想的设计软件应允许医生从初始位置开始设计隐形矫治方案，并具备与市场主流3D打印机的高兼容性。

参考文献

[1] Bouchez R. Clinical success in Invisalign orthodontic treatment. Paris: Quintessence International; 2010.

[2] Galan-Lopez L, Barcia-Gonzalez J, Plasencia E. A systematic review of the accuracy and efficiency of dental movements with Invisalign®. Korean J Orthod. 2019;49(3):140–9.

[3] Align Technology. Invisalign for adults and teens. www.invisalign.com/braces-for-adults-and-teens (2020). Accessed 19 Jul 2020.

[4] Align Technology. Align Technology receive US patents for Smarttrack Invisalign aligner material. Align Tech (2017). http://investor.aligntech.com/news-releases/news-release-details/align-technology-receives-us-patents-smarttrackr-invisalignr. Accessed 22 Jul 2020.

[5] Rossini G, Parrini S, Castroflorio T, Deregibus A, Debernardi CL. Efficacy of clear aligners in controlling orthodontic tooth movement: a systematic review. Angle Orthod. 2015;85(5):881–9.

[6] Simon M, Keilig L, Schwarze J, Jung BA, Bourauel C. Treatment outcome and efficacy of an aligner technique—regarding incisor torque, premolar derotation and molar distalization. BMC Oral Health. 2014;14:68.

[7] Djeu G, Shelton C, Maganzini A. Outcome assessments of Invisalign and traditional orthodontic treatment compared with the American Board of Orthodontics objective grading system. Am J Orthod Dentofac Orthop. 2005;128:292–8.

[8] Kravitz ND, Kusnoto B, Agran B, Viana G. Influence of attachments and interproximal reduction on the accuracy of canine rotation with Invisalign. A prospective clinical study. Angle Orthod. 2008;78:682–7.

[9] Kravitz ND, Kusnoto B, BeGole E, Obrez A, Agran B. How well does Invisalign work? A prospective clinical study evaluating the efficacy of tooth movement with Invisalign. Am J Orthod Dentofac Orthop. 2009;135:27–35.

[10] Papadimitriou A, Mousoulea S, Gkantidis N, Kloukos D. Clinical effectiveness of Invisalign® orthodontic treatment: a systematic review. Prog Orthod. 2018;19(1):37.

[11] Dai F-F, Xu T-M, Shu G. Comparison of achieved and predicted tooth movement of maxillary first molars and central incisors: first premolar extraction treatment with Invisalign. Angle Orthod. 2019;89(5):679–87.

[12] Ke Y, Zhu Y, Zhu M. A comparison of treatment effectiveness between clear aligner and fixed appliance therapies. BMC Oral Health. 2019;19(1):24.

[13] Hahn W, Zapf A, Dathe H, et al. Torquing an upper central incisor with aligners—acting forces and biomechanical principles. Eur J Orthod. 2010;32(6):607–13.

[14] Gu J, Tang JS, Skulski B, Fields HW Jr, Beck FM, Firestone AR, et al. Evaluation of Invisalign treatment effectiveness and efficiency compared with conventional fixed appliances using the peer assessment rating index. Am J Orthod Dentofac Orthop. 2017;151(2):259–66.

[15] Dai F-F, Tian-Min X, Shu G. Comparison of achieved and predicted tooth movement of maxillary first molars and central incisors: first premolar extraction treatment with Invisalign. Angle Orthod. 2019;89(5):679–87.

[16] Holberg C, Heine A, Geis P, et al. Three-dimensional soft tissue prediction using finite elements. J Orofac Orthop. 2005;66:122–34.

[17] Noguchi N, Tsuji M, Shigematsu M, Goto M. An orthognathic simulation system integrating teeth, jaw, and face data using 3D cephalometry. Int J Oral Maxillofac Surg. 2007;36:640–5.

[18] Nanda V, Gutman B, Bar E, et al. Quantitative analysis of 3-dimensional facial soft tissue photographic images: technical methods and clinical application. Prog Orthod. 2015; https://doi.org/10.1186/s40510-015-0082-0.

[19] Heil A, Lazo Gonzalez E, Hilgenfeld T, et al. Lateral cephalometric analysis for treatment planning in orthodontics based on MRI compared with radiographs: a feasibility study in children and adolescents. PLoS One. 2017;12(3):e0174524.

[20] American Association of Orthodontists. Clinical Practice Guidelines for Orthodontics and Dentofacial Orthopedics. 2014. https://www.aaoinfo.org/system/files/media/documents/2014Cllinical Practice Guidelines.pdf. Accessed 21 Jul 2020.

[21] 3M. Clear Aligners. Types of Braces and Treatment. 3M. 2020. https://www.3m.com/3M/en_US/types-of-braces-and-treatment-us/clear-aligners/. Accessed 22 Jul 2020.

[22] Haouili N, Kravitz ND, Vaid NR, Ferguson DJ, Makki L. Has Invisalign improved? A prospective follow-up study on the efficacy of tooth movement with Invisalign. Am J Orthod Denofac Orthop. 2020;158(3):420–5.

[23] Khosravi R, Cohanim B, Hujoel P, Daher S, Neal M, Liu W, et al. Management of overbite with the Invisalign appliance. Am J Orthod Dentofac Orthop. 2017;151:691–9.

[24] Suresmile Aligners. Suresmile. https://www.suresmile.com/device-fabrication/suresmile-aligners/ (2019). Accessed 23 Jul 2020.

[25] Maki K, Inou N, Takanishi A, Miller AJ. Computer-assisted simulations in orthodontic diagnosis and the application of a new cone beam X-ray computed tomography. Orthod Craniofacial Res. 2003;6(1):95–101.

[26] Riolo C, Vaden J. Taking control of our workflow and data. Am J Orthod Dentofac Orthop. 2021;160:331–4.

[27] Grünheid T, Loh C, Larson BE. How accurate is Invisalign in nonextraction cases? Are predicted tooth positions achieved? Angle Orthod. 2017;87(6):809–15.

[28] Hammoudeh JA, Howell LK, Boutros S, Scott MA, Uratamm. Current status of surgical planning for orthognathic surgery: traditional methods versus 3D surgical planning. Plast Reconstr Surg Glob Open. 2015;3(2):e307.

[29] Chen K, Xiao D, Abotaleb B, Chen H, Li Y, Zhu S. Accuracy of virtual surgical planning in treatment of temporomandibular joint ankylosis using distraction osteogenesis: comparison of planned and actual results. J Oral Maxillofac Surg. 2018;76(11):2422.e1–2422.e20.

[30] Buschang PH, Roldan S, Tadlock L. Guidelines for assessing the growth and development of orthodontic patients. Semin Orthod. 2017;23(4):321–35.

第2章 替牙期使用无托槽隐形矫治器进行阻断性治疗：疗效与青春期后期或成人矫治相同吗？

Adapting Clear Aligner Therapy to Interceptive Treatment for Early Mixed Dentitions: Are They the Same as Late Teen or Adult Treatment?

目录

无托槽隐形矫治器进行阻断性治疗：挑战和考量

无托槽隐形矫治器最初是设计用于治疗成人轻度错𬌗。然而，2019年隐适美调整了其矫治器，引入了一组被统称为"隐适美First套装"（Invisalign First treatment）的功能更新，用于替牙列早期儿童的阻断性治疗（Ⅰ期矫治）[1]。更新包括优化支持附件和力学系统以增加牙性扩弓的可预测性，优化固位附件以提高矫治器与临床冠短小的牙齿间的贴合度，为正萌的切牙、尖牙和前磨牙提供萌出补偿，以及乳牙移动的治疗方案模式[1]。由于此功能更新应用于临床的时间较短，其效果尚缺乏高质量的科学文献评价。然而，早期的临床试验表明，隐适美First套装存在一些缺陷，限制了其疗效及可预见性。双期治疗中Ⅰ期矫治对无托槽隐形矫治提出了独特的挑战。在Ⅰ期矫治中，虽然隐适美First套装的功能可以达到固定矫治器的某些效果，但它们通常需要辅助其他矫治器或大量修改无托槽隐形矫治器，以达到替牙列早期中所有错𬌗畸形的矫治需求。

常规Ⅰ期矫治最关键的组成部分之一是对生长发育个体进行生长改良，以纠正骨性Ⅱ类和Ⅲ类错𬌗。有研究表明从青春期开始治疗时，骨性Ⅱ类关系可获得长期且显著的改善，但对于骨性Ⅱ类错𬌗的干预时机仍存在争议[2]。尽管如此，越来越多的人接受早期干预。这可能对Ⅱ类错𬌗畸形的远期效果收效甚微，不过相较于延期治疗，其效率更高[3]。与Ⅱ类错𬌗畸形不同，早期干预是纠正骨性Ⅲ类错𬌗的最佳方法，并且这一看法已得到医生们的普遍认可。研究表明，在替牙列早期常规采用上颌快速扩弓（rapid maxillary expansion，RME）并配合面具前牵引（reverse-pull facemask，RPFM）是最有效的[4]。传统的Ⅰ期矫治通常还包括RME，涉及女性14～15岁、男性15～16岁上颌骨缝融合之前的上颌基底骨增宽[5]。早期扩弓常用于纠正横向不调、提高上颌前牵引的有效性、消除功能性移位和解决牙弓长度不足。Baccetti等观察到，相对于在高峰后期才开始RME治疗，在生长发育高峰前期开始RME治疗可以获得更多横向的骨性改变[6]。因此，对无托槽隐形矫治技术进行改良并应用于阻断性矫治中，兼顾生长改良与矫形效果至关重要。

Ⅰ期矫治的挑战之一是在短时间内牙列会发生显著改变。如替牙列早期患者的阻断性矫治器需要适应乳牙脱落和继发恒牙萌出的情况。这给无托槽隐形矫治带来困难，在矫治过程中，此类矫治器尚不具备可轻易修改的功能。

Ⅰ期矫治还需要对儿童进行管理，因为儿童通常不像成人或青春期后期人群那样，具备良好的依从性或配合度高[7]。无托槽隐形矫治需要做出一定调整以适应过度活跃或者不配合的儿童，因为与传统的Ⅰ期固定矫治器（快速扩弓器、下颌舌弓、

TPA和TPA-Nance弓）相比，无托槽隐形矫治器更容易磨损和断裂。

本章将讨论无托槽隐形矫治器在Ⅰ期矫治中的应用效果。介绍目前常用的无托槽隐形矫治器的主要特点、在治疗中的应用及存在的问题，并提出了当前和未来的解决方案，以期最大限度地提高矫治效果。

无托槽隐形矫治器进行阻断性治疗的主要特点

扩弓

对于阻断性治疗，隐适美矫治器在很大程度上依赖于扩弓以增加牙弓长度。无托槽隐形矫治器扩弓的矫治效果与采用如唇挡、头帽口外弓装置的口内弓、RME、下颌舌弓、TPA、TPA-Nance弓以及部分功能矫治器等传统Ⅰ期扩弓矫治器的扩弓效果相似。隐适美已经加入了优化的扩弓附件，以增加扩弓移动的精确度（图2.1）。目前，评估无托槽隐形矫治器在儿童或青少年人群中疗效的研究数量有限，但已有临床试验调查其在成人中的疗效。据

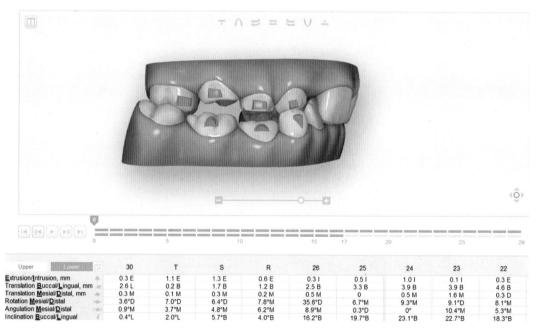

Upper	Lower	30	T	S	R	26	25	24	23	22
Extrusion/Intrusion, mm		0.3 E	1.1 E	1.3 E	0.6 E	0.3 I	0.5 I	1.0 I	0.1 I	0.3 E
Translation Buccal/Lingual, mm		2.6 L	0.2 B	1.7 B	1.2 B	2.5 B	3.3 B	3.9 B	3.9 B	4.6 B
Translation Mesial/Distal, mm		0.3 M	0.1 M	0.3 M	0.2 M	0.5 M	0	0.5 M	1.6 M	0.3 D
Rotation Mesial/Distal		3.6°D	7.0°D	6.4°D	7.8°M	35.6°D	6.7°M	9.3°M	9.1°D	8.1°M
Angulation Mesial/Distal		0.9°M	3.7°M	4.8°M	6.2°M	8.9°M	0.3°D	0°	10.4°M	5.3°M
Inclination Buccal/Lingual		0.4°L	2.0°L	5.7°B	4.0°B	16.2°B	19.7°B	23.1°B	22.7°B	18.3°B

图2.1　右下第一乳磨牙和第二乳磨牙（#S和#T）放置了优化扩弓附件。如牙移动评估表所示，这两颗牙设计了颊向整体移动。

报道使用隐适美矫治器扩弓的限度应在2~4mm[8]。一项最新研究表明，以成人上颌第一磨牙的移动为例，隐适美矫治器的扩弓实现率为68.31%[9]。另一项研究发现上颌扩弓的实现率为72.8%，下颌扩弓的实现率为87.7%[10]。然而，需要注意的是大多数牙冠的扩弓移动是通过牙齿颊向倾斜来实现的，而非牙齿整体移动或骨性扩弓。Houle等发现扩弓牙移动中整体移动较Clincheck预测的更少，牙齿实际发生了更多的颊向倾斜[10]。鉴于无托槽隐形矫治器的扩弓效果主要依赖于牙齿的颊向倾斜，即使在儿童病例中，医生也应谨慎进行较大范围的扩弓，例如超过4mm。在本章后半部分，我们将讨论阻断性治疗过程中，如何在安全范围内进行有效扩弓的方法。

萌出补偿

对于替牙列早期患者的正畸治疗，矫治器必须适应乳牙频繁脱落和恒牙萌出的情况。隐适美First套装将萌出补偿功能整合其中，以规划和维持恒牙萌出空间（图2.2）[11]。隐适美声称其萌出补偿算法可以准确地预测和创造上切牙、尖牙及前磨牙萌出所需的空间[11]。萌出补偿功能在2008年推出的隐适美青少年系列中可用。然而，目前的研究主要集中于其矫治器在成人矫治中的效用，关于萌出补偿算法准确性的证据比较有限。

优化附件

在阻断性治疗方面，隐适美为替牙期患者设计了专门的优化附件。如前所述，方案设计过程中优化附件会自动被设计软件放置在乳牙、恒牙上以辅助各类型牙移动。与恒牙的优化附件一样，替牙列早期的优化附件也增强了诸如扭转移动、牙根倾斜移动和伸长移动等各种大范围牙移动的效果（图2.3）。与恒牙的优化附件和传统附件相比，隐适美First套装优化附件的尺寸更适合临床牙冠短小的乳牙。然而，传统附件因其最小尺寸不能低于3mm在临床使用中仍然受限。

下颌前导

2018年，隐适美推出了下颌前导功能，用于纠正骨性Ⅱ类不调。此功能旨在模拟Twin-Block、MARA、Herbst等Ⅱ类功能矫治器的下颌再定位效果。它采用"精密翼托"，即上下颌磨牙区矫治器

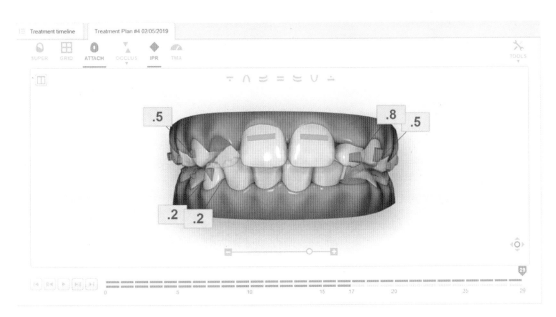

图2.2　隐适美First套装的萌出补偿算法规划了右上切牙和左下尖牙的萌出空间。

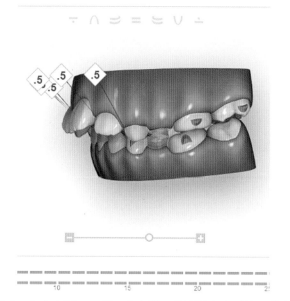

图2.3　在左上第一磨牙、左上第二乳磨牙和左下第二乳磨牙上的优化附件增强了扩弓、去扭转等移动的效果。

的延伸，使下颌保持在前伸的位置（图2.4）。该功能仅适用于替牙期的患者，可用于隐适美First套装和隐适美青少年系列（译者注：适用于替牙期的隐适美First套装和适用于恒牙列早期的隐适美青少年系列均可设计和使用下颌前导功能）。目前仅有少量的初步研究探讨了下颌前导功能的有效性，我们将在第3章进一步详述。

Ⅱ期矫治

与传统的Ⅰ期矫治一样，无托槽隐形矫治也应尽可能高效地完成治疗以缩短疗程[12]。患者矫治完成后通常每隔6~12个月复查一次，直至剩余恒牙萌出。牙列发育完成至可以进行Ⅱ期矫治通常需要较长时间，所以医生必须考虑保持措施。保持阶段多采用传统矫治器，因为目前隐适美不能提供可以适应Ⅰ~Ⅱ期牙列发育阶段的保持器。无托槽隐形矫治器的阻断性治疗后，通常会使用隐适美青少年系列矫治器进行Ⅱ期矫治，该矫治器具有包括萌出补偿在内的许多与隐适美First套装相同的特征。

频繁的重启

在替牙期进行无托槽隐形矫治的过程中，即使采用了萌出补偿算法，恒牙萌出时也常导致牙移动脱离预期。在这种情况下，为适应恒牙的萌出，医生必须重启矫治或制作附加矫治器以继续治疗。与成人或青少年隐形矫治相比，更频繁的重启是使用隐适美First套装进行Ⅰ期矫治的特点之一。

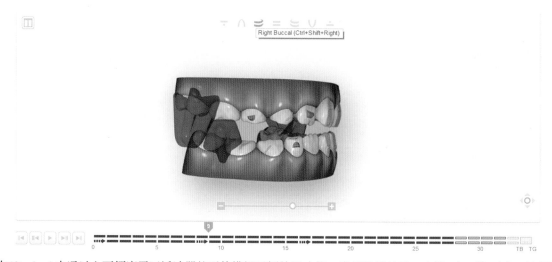

图2.4　在Clincheck中通过上下颌磨牙区矫治器的延伸模拟下颌前导功能。模拟结果显示，在第8步~第9步间下颌骨有1mm的前移。在上颌乳尖牙和下颌第一乳磨牙上设计了精密切割，提供垂直牵引以保持下颌前导的咬合位置。

矫治器佩戴时间

　　研究表明，青少年患者可能更喜欢可摘戴的无托槽隐形矫治器，而并非固定矫治器。因为前者更美观、软硬组织刺激性小、对饮食限制少，以及更少的社交不利因素[13]。然而，与年龄较大的人群相比，青少年患者可能会更频繁地出现矫治器佩戴的依从性问题，例如咀嚼或摆弄矫治器导致其破损。在这种情况下，每个矫治器的佩戴时间只能从通常的14天缩短到5~7天，以最大限度地减少其断裂从而便于治疗。

治疗应用

　　无托槽隐形矫治可通过模拟传统的2×4局部固定正畸治疗的效果，实现Ⅰ期矫治的目标，如解除前牙反𬌗、为恒牙萌出创造空间和解除前牙拥挤（图2.5）。如图2.5所示的病例中，患者V.Z.佩戴了包括高位头帽口外弓和唇挡等一系列的传统Ⅰ期矫治器。唇挡可以扩宽下牙弓，使右下尖牙区拥挤程度减轻，但左下尖牙仍然阻生。随后使用无托槽隐形矫治器进一步扩弓，为左下尖牙萌出创造空间。Ⅰ期矫治结束后，患者使用隐适美青少年系列隐形矫治器进行了Ⅱ期矫治。在这种情况下，应用无托槽隐形矫治器进行阻断性治疗可以达到像传统的Ⅰ期矫治器一样减轻牙列拥挤、为恒牙萌出创造空间的效果。

　　然而，由于无托槽隐形矫治器不能产生矫形效果，对于更严重的骨性不调可能需要辅助使用传统功能矫治器，如头帽口外弓、面具前牵引和上颌快速扩弓。虽然隐适美声称其下颌前导矫治器可以产生矫形效果，但是否能有效促进下颌生长尚不确

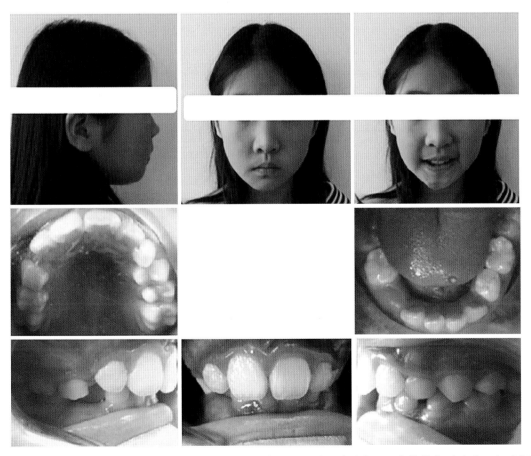

图2.5　患者V.Z.接受了高位头帽口外弓和唇挡进行的Ⅰ期矫治。之后采用隐适美First套装扩宽下牙弓。左下尖牙的萌出空间，随着无托槽隐形矫治器的佩戴和更换逐渐变得充分。Ⅱ期矫治包括精细调整咬合，减少覆盖，纠正尖牙、磨牙关系至Ⅰ类。

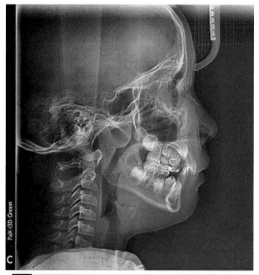

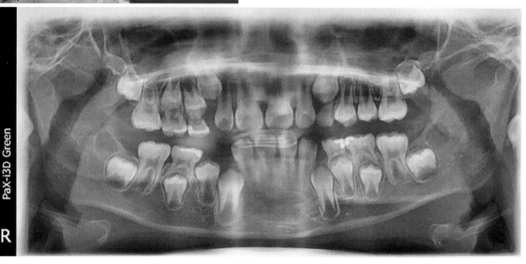

图2.5（续）

定。在阻断性矫治过程中需要修剪隐形矫治器，还可通过设计软件调整矫治计划以适应矫形装置。

无托槽隐形矫治器进行阻断性治疗的不足

生长改良和预测的局限性

隐适美称其下颌前导矫治器可通过促进下颌骨的生长来纠正Ⅱ类错𬌗，且比传统功能矫治器"更高效"[14]。这些提高效率的强烈主张并没有任何实质性的科学证据支持。与其他正畸矫治器一样，下颌前导的功效有待进一步研究。

传统功能矫治器（尤其是头帽口外弓）的潜在治疗效果已得到证实，但隐适美First矫治器与这类矫治器的兼容性欠佳。高质量的临床研究发现，与未经治疗的患者相比，采用头帽口外弓治疗患者的SNA角平均每年的变化（−1.63°/年，95%可信区间=−2.20°～−1.06°/年）提示了头帽口外弓治疗可以在短期内产生骨性变化（尽管与未经治疗的患者相比，头帽口外弓治疗患者的长期骨性变化量似乎会减少）[15]。隐适美First矫治器不允许在矫治过程中整合诸如头帽口外弓等装置。但对于Ⅲ类错𬌗畸形的矫治，可通过上颌第一磨牙的精密切割与面具连接进行前牵引，或采用其他方式制作牵引位点，如

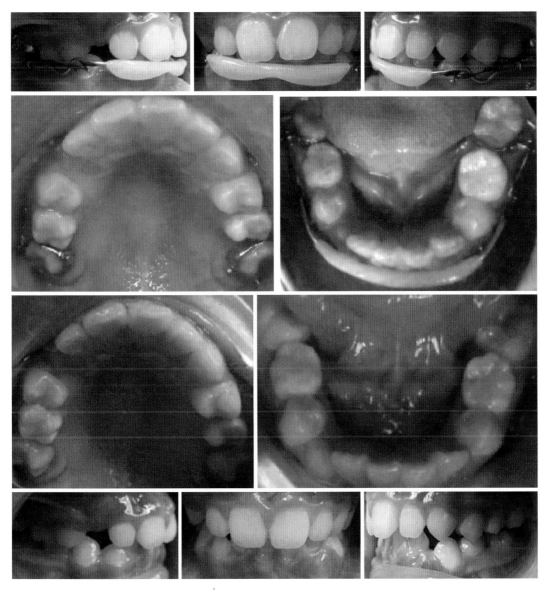

图2.5（续）

将金属扣粘在上颌第一磨牙上，并在矫治器对应位置开窗用于面具前牵引。

除了矫形力应用上的这些局限性，隐形矫治器还缺乏对生长发育高峰前期患者下颌骨真实生长的模拟。目前采用咬合跳跃来模拟下颌在隐形矫治过程中的生长（图2.6）。然而，咬合跳跃并没有经过任何生长发育标准的校正，软件会自动纠正颌间关系至尽可能理想的情况，这往往高估了生长发育高峰前期患者下颌骨的生长量。因此，咬合跳跃的治疗结果不一定能实现。医生必须注意，在使用隐适美First进行治疗计划设计时，软件不会执行不切实际的咬合跳跃。

扩弓范围

目前，隐适美First矫治器允许医生制订治疗计划时选择所需的扩弓范围。可选范围包括<2mm、2~4mm、4~6mm、6~8mm和>8mm。研究表明，在接受上颌快速扩弓治疗的生长发育期儿童（平均年龄8岁1个月）中，磨牙冠部扩弓量平均为3.60mm，骨性扩弓量平均为1.60mm（最小：1.12mm，最大：1.97mm）[16]。研究发现，使用扩弓幅度相对小的传统矫治器（如头帽口外弓内弓）治疗生长发育期儿童，磨牙间宽度平均可增加2.31mm[17]。隐适美First不是矫形矫治器，其扩弓

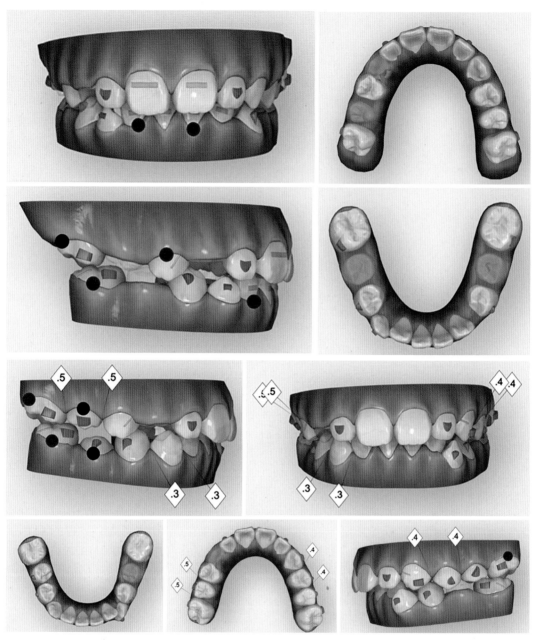

图2.5（续）

极限为2~4mm，它不太可能比可以打开腭中缝的RME等常规扩弓方式获得更大的扩弓量。因此，隐适美First允许在治疗方案设计时选择大于4mm的扩弓是有问题的，因为这样的扩弓移动并不现实。

对临床短牙冠的适应性调整

如前所述，隐适美First已纳入优化固位附件以增加矫治器的贴合度[11]。然而，对于临床牙冠短的

乳牙而言，多数附件对矫治器提供的固位作用都不足。这些优化附件也不能由医生修改，所以附件在乳牙牙冠上的位置并不理想，其大小也不足以提供充分固位。

牙冠固位不良也会在隐适美First患者佩戴弹性牵引时造成问题。在使用隐形矫治器阻断性治疗过程中，颌间弹性牵引和面具前牵引常通过精密切割作用于上颌或/和下颌矫治器。即使增加固位附件，临床冠短的乳牙在佩戴橡皮圈时也容易发生脱套。

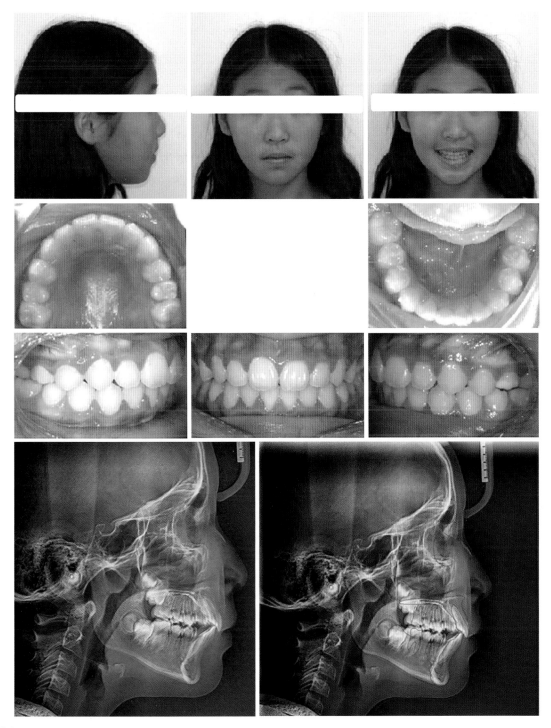

图2.5（续）

一种防止频繁脱套的方法是在牙齿上粘接金属扣用以牵引。

　　然而，医生应注意，儿童和青少年比成人更容易发生粘接的固定矫治器脱落及破损[18]。那些给儿童选择隐适美First而不是固定矫治器的父母可能会反对安装任何固定装置，因为他们从一开始就希望自己的孩子在吃饭和刷牙方面没有限制。同样需要注意的是，直接在有金属扣的牙齿上施加牵引力可能会导致非预期的副作用，例如在Ⅱ类或Ⅲ类牵引时磨牙会伸长，或者在面具前牵引时上颌磨牙会发

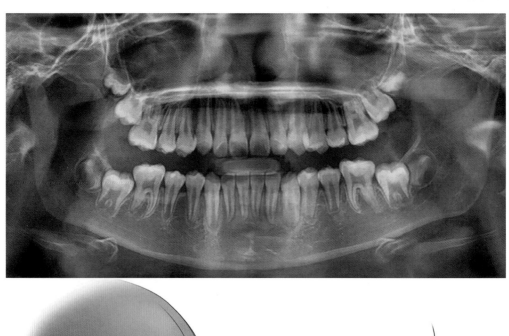

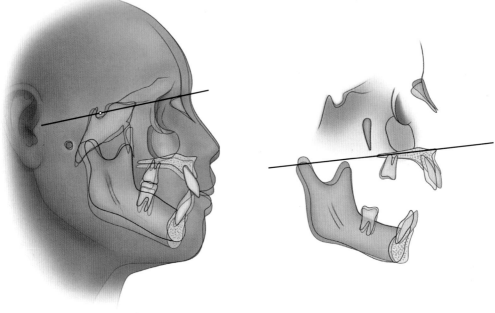

图2.5（续）

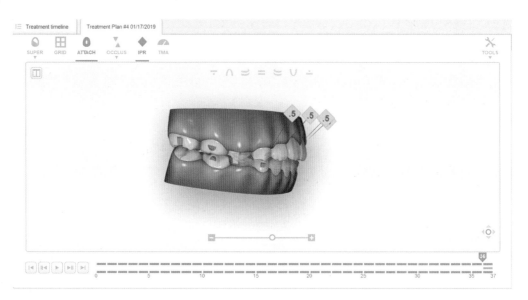

图2.6　Clincheck软件在第36步、第37步时以下颌咬合跳跃模拟下颌向前移动3mm。

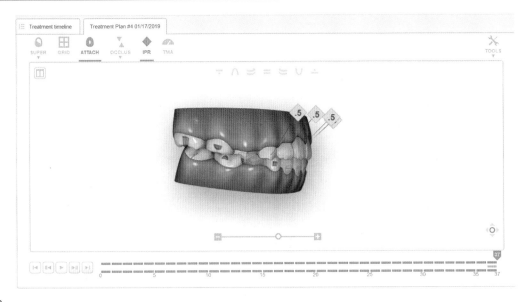

图2.6（续）

生近中倾斜和扭转（图2.7）。

如图2.7所示的病例中，患者I.T.接受了采用无托槽隐形矫治器辅以面具前牵引的 I 期矫治。由于第一恒磨牙临床牙冠短，矫治器固位不足，医生在左上第一前磨牙粘接了金属扣用于佩戴前牵引橡皮圈。面具前牵引使上颌前移，但同时也导致左上第一前磨牙近中移动，进而可能引起同侧尖牙阻生。在患者随后的精细调整中，医生设计了左上第一前磨牙远移以确保左上尖牙的萌出空间。该病例证明了在矫治过程中监测无托槽隐形矫治器的不良反应十分重要。

治疗计划的软件校准

隐适美声称它对切牙、尖牙和前磨牙的萌出补偿算法是"高度精确的"。在临床上，我们观察到该算法的准确性通常不可预测，它往往低估了恒牙萌出所需的空间量，因此医生经常需要增加软件最初规划的空间（图2.8）。

同样，该软件也没有根据头影测量数据校准牙齿的位置和移动。模拟的上下切牙倾斜度往往不能像标准化头影测量指标（如IMPA和U1–SN）那样反映其实际位置。因此，Clincheck模拟的最终切牙位置并不能准确反映实际治疗结果。

临床偏好的用法

在提交新病例的方案设计过程中，隐适美允许医生选择个人临床偏好，包括是否纳入下颌前导功能、打开咬合的机制、牙移动限制、覆盖及中线矫治目标、间隙管理、萌出补偿，以及解除牙列拥挤的方式：前牙区邻面去釉、后牙区邻面去釉、扩弓和唇倾。然而，这些临床偏好仍然缺乏如精密切割的放置位置、附件放置的时机及下颌尖牙间扩宽的限制等治疗计划的重要特征（译者注：本书译制时，最新的Clincheck版本已经允许医生通过临床偏好设置选择精密切割的放置位置、附件放置的时机及下颌尖牙间的扩宽范围）。

阻断性治疗后的保持

目前，隐适美First套装还未开发出合适的保持方式来维持 I 期矫治的结果。保持的缺失可能会引发很多问题，因为 I 期矫治的效果往往容易复发，

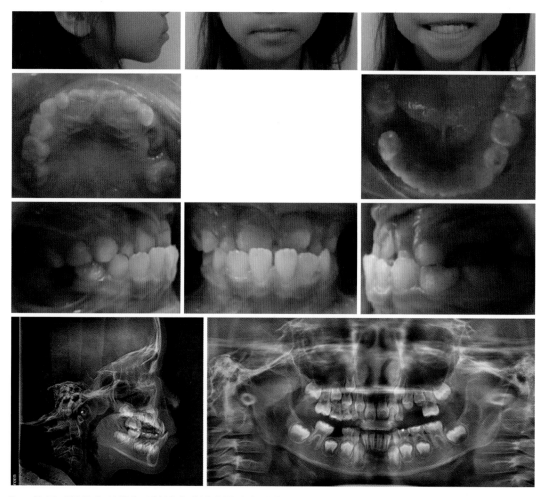

图2.7　患者I.T.使用面具前牵引联合无托槽隐形矫治器（隐适美First）进行治疗。由于上颌第一磨牙临床牙冠较短，固位困难，前牵引力不能施加于放置在磨牙的精密切割上。于是在左上乳尖牙及后续萌出的上颌第一前磨牙上粘接金属扣用于佩戴前牵引橡皮圈。前牵引力有助于前牙反殆的纠正和上颌骨的前移。然而，尽管牙齿都被矫治器包裹着，左上第一前磨牙仍然产生了近移。左上第一前磨牙的不当移动可能导致同侧尖牙的阻生。因此，后续进行了简短的精细调整，远移左上第一前磨牙，为左上尖牙的萌出创造足够空间。

或由于自然生长发育而消失。例如，最初缩窄的上下牙弓的扩弓效果往往会复发至原来的宽度[19~20]。此外，如果没有保持，牙齿拥挤往往也会复发，并可能影响到正在萌出的恒牙。为了防止此类不良反应的发生，医生需要设计出特殊的保持方式，以维持无托槽隐形矫治阻断性治疗的效果。

应用无托槽隐形矫治器进行阻断性治疗的局限性的解决方案

整合矫形装置

前文已讨论过隐适美First套装允许在矫治过程

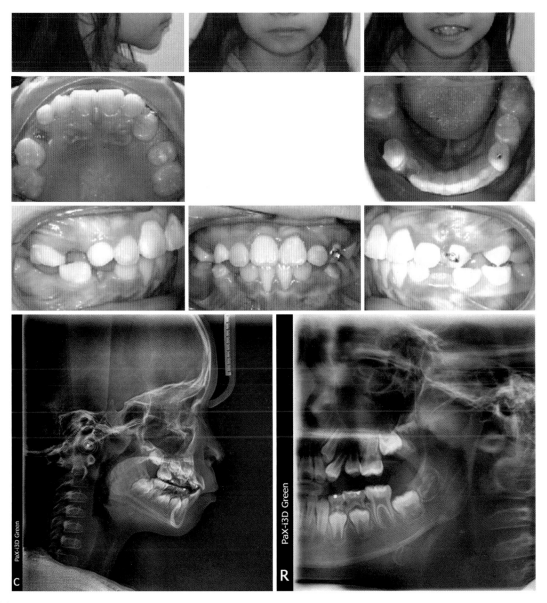

图2.7（续）

中使用面具前牵引。增加前牵引矫形力对于骨性畸形的纠正，尤其是严重的骨性Ⅲ类错𬌗是必不可少的。研究表明，与未经治疗的对照组相比，接受面具前牵引治疗的Ⅲ类错𬌗患者出现了显著的骨骼变化。包括ANB：+3.66°，SNA：+2.10°，SNB：-1.54°。腭平面角和下颌平面角均有显著变化[21]。

面具的前牵引力可以通过弹性材料直接传递到上颌第一磨牙或尖牙上的精密切割处，或者传递到上颌第一磨牙上的粘接舌钮上（图2.9）。这样前牵引力可以更接近上颌骨的阻力中心。这些概念如图2.9所示，患者W.W.接受了面具前牵引Ⅰ期矫治和2个阶段的无托槽隐形矫治。上颌前移的矫形力由前牵引

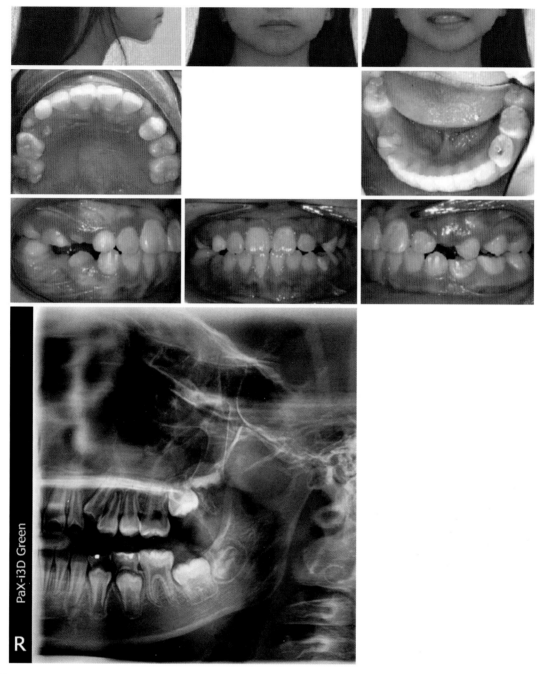

图2.7（续）

面具牵引至上颌双侧第一磨牙的精密切割。因此，患者在佩戴无托槽隐形矫治器排齐上下前牙、为上颌侧切牙萌出创造空间的同时，也可以佩戴前牵引面具。采用面具前牵引联合无托槽隐形矫治器，通过牵引上颌骨向前、并纠正上切牙至正常的倾斜度，从而有效地纠正前牙反𬌗。

然而，无托槽隐形矫治器仍缺乏与其他主要功能矫治器（如头帽口外弓）整合的功能。目前，头帽口外弓可以作为无托槽隐形矫治器治疗前的一个阶段，纳入隐形矫治的阻断性治疗中。换言之，患者先佩戴头帽口外弓将Ⅱ类磨牙关系纠正至Ⅰ类磨牙关系，然后再佩戴无托槽隐形矫治器以实现Ⅰ

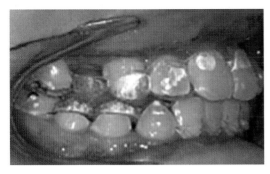

图2.8 萌出补偿算法有时会低估恒牙萌出需要的间隙。在这个病例中，上颌第二前磨牙萌出的空间仍然不足（双侧上颌第一前磨牙已经拔除）。

期矫治的其他治疗目标，如改善覆盖或为恒牙的萌出创造足够的空间。也可将头帽口外弓与无托槽隐形矫治器联合使用。例如，在上颌第一磨牙安装带环，将上颌隐形矫治器剪短到只覆盖至上颌第二前

磨牙的远中，以便患者同时佩戴无托槽隐形矫治器与头帽口外弓（图2.10）。在图2.10中，患者S.M.在佩戴无托槽隐形矫治器之前接受了一段时间的头帽口外弓治疗。在隐形矫治过程中，将上颌隐形矫治器剪短至上颌第二前磨牙远中以继续佩戴头帽口外弓。这样，在上前牙内收过程中头帽口外弓的远移力与无托槽隐形矫治器的远移力相互补充，以维持上颌磨牙Ⅰ类关系的稳定性。在无托槽隐形矫治过程中，头帽口外弓也能继续提供矫形效果。

　　上述两种方法都是可行的，但理论上最有效的解决方案是有专门制作的无托槽隐形矫治器包裹磨牙带环，而头帽口外弓管仍然露出隐形矫治器使用（图2.11）。头帽口外弓的远移效应可以被纳入Clincheck软件，并模拟连同其余的牙以每步隐形

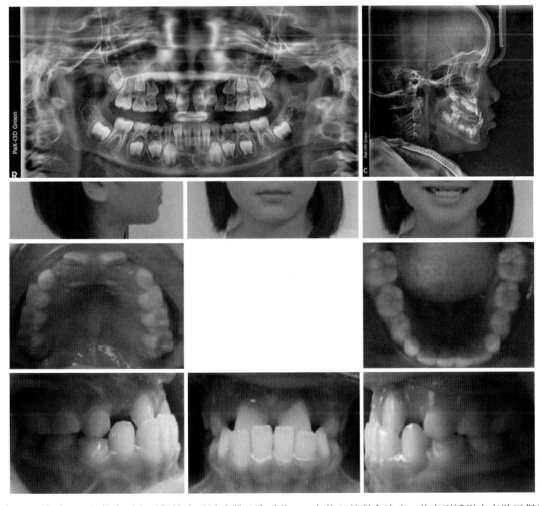

图2.9 患者W.W.接受了面具前牵引和无托槽隐形矫治器（隐适美First套装）的联合治疗。前牵引矫形力有助于促进上颌骨向前发育，通过咬合跳跃纠正前牙反𬌗。面具前牵引的力通过橡皮圈牵引至隐形矫治器上颌第一磨牙处的精密切割。经过第1个阶段治疗和一次精细调整，患者获得了理想的覆𬌗覆盖、Ⅰ类磨牙关系和足够的恒牙萌出空间。

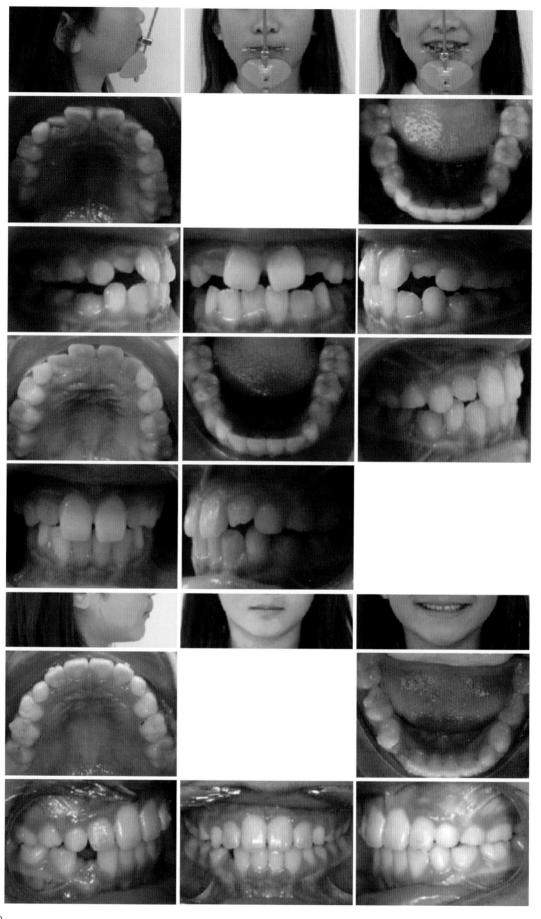

图2.9（续）

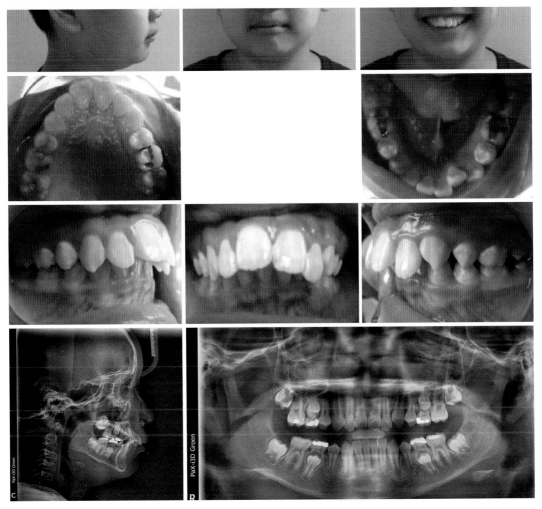

图2.10　患者S.M.首次接受8个月的Ⅰ期矫治，仅使用头帽口外弓。磨牙关系纠正至Ⅰ类和前牙覆盖减小后，接受了第2个阶段的无托槽隐形矫治。第1个阶段中，上颌第一磨牙上的带环仍然保留以继续使用头帽口外弓以维持Ⅰ类磨牙关系。第2个阶段解决了牙列轻度拥挤（纠正左上侧切牙扭转），实现了理想的后牙咬合关系。

矫治器0.25mm的平均速率移动。这种设计使矫治器提供的远移力与头帽口外弓的矫形效果相结合，这在Ⅱ类错殆畸形早期矫治的3种方法中是最有效的。

　　类似的，除头帽口外弓之外的其他Ⅱ类错殆矫治装置也可纳入隐适美First矫治器。磨牙远移装置过去通常在使用隐形矫治器之前佩戴。目前可在无托槽隐形矫治器的上颌尖牙远中和上颌第一磨牙处设计精密切割，为磨牙远移装置粘接留出空间（图2.12）。与整合头帽口外弓装置一样，磨牙远移装置的效果应按每步矫治器0.25mm的平均速率被纳入Clincheck中模拟牙移动。因此，粘接的磨牙远移装置产生的远移效应与无托槽隐形矫治器产生的其他牙移动相配合可获得更大的远移力，同时也减少了治疗时间。

短小临床牙冠的固位

　　乳牙的临床牙冠较短，这给无托槽隐形矫治器的固位带来很大困难，当牙冠受到颌间弹性牵引或面具前牵引力时尤为明显。可以通过多种方法提高无托槽隐形矫治器的固位。首先，对于临床牙冠短小的乳牙，建议在其舌侧放置附件，特别是设计颌间牵引精密切割的牙位，也建议添加固位附件。

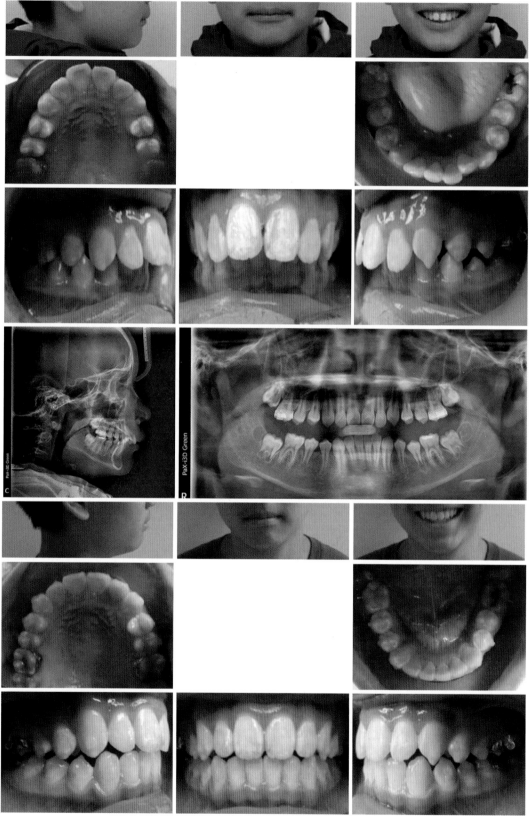

图2.10（续）

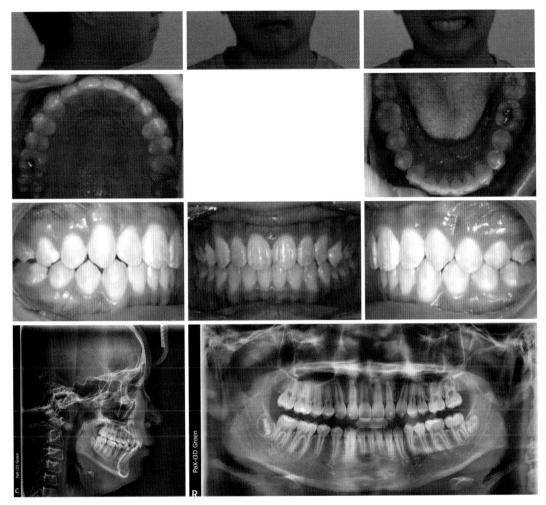

图2.10（续）

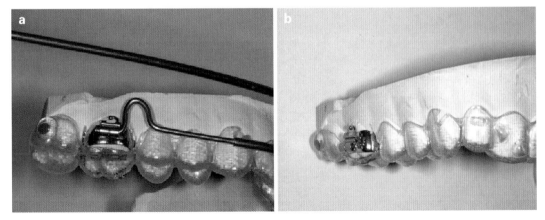

图2.11 （a）头帽口外弓可以与无托槽隐形矫治器相结合，将矫形效果纳入治疗并为上牙弓提供额外的远移力。（b）在对应磨牙带环粘接位置剪开无托槽隐形矫治器，可同时使用隐形矫治器及头帽口外弓。

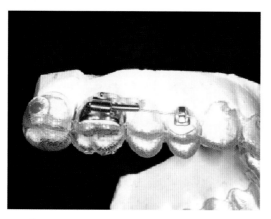

图2.12　修剪无托槽隐形矫治器以利于粘接磨牙远移装置，每次复诊时激活该装置。

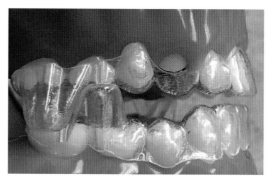

图2.13　隐适美总是一成不变地使用平齐龈缘的扇形切割。这种设计相比覆盖龈缘的矫治器可以提高患者的舒适度。然后，平齐龈缘的扇形切割限制了矫治器对乳牙等临床牙冠短小的牙提供充分固位。

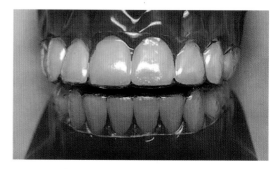

图2.14　3M无托槽隐形矫治器采用覆盖龈缘的边缘切割，这样的设计能够为乳牙等临床牙冠短小的牙提供更多的固位力。

目前，医生可在任意乳牙上手动添加舌侧附件。其次，当面临固位困难时医生可以考虑在无托槽隐形矫治器上使用不同类型的牙龈边缘切割。虽然隐适美只允许使用平齐龈缘的扇形切割，矫治器边缘轻微覆盖牙龈的设计更能增加对短小临床牙冠的固位（图2.13）。正如第1章所讨论的，3M无托槽隐形矫治器边缘目前可轻微覆盖龈缘（图2.14）。医生可能更倾向于这种边缘切割方式，以克服临床牙冠短小带来的固位问题。再次，医生可以在短小的乳牙临床牙冠上添加固位槽（图2.15）。目前隐适美还不能通过设计软件添加固位槽。但是，医生可以使用手动器械在矫治器上添加压痕以增加固位。当决定开始使用颌间弹性牵引或佩戴面具前牵引时，这种方法是有用的。

扩弓限度

一些扩弓方案超过了推荐的2～4mm范围。超出限制的扩弓可能会导致未来牙龈退缩等牙周软组织问题[22]。理想情况下，无托槽隐形矫治设计软件可识别超出生理极限的扩弓，并以类似于牙移动评估的方式提醒医生。然而，在当前版本的Clincheck牙移动评估中，此类警报仅存在于单颗牙齿移动而非上颌扩弓中。在无托槽隐形矫治时，医生应注意在生理范围内进行上颌扩弓。

萌出补偿和切牙位置的软件校准

治疗模拟常不能准确预测恒牙萌出所需的空间。医生应注意软件规划的空间大小，并根据需要修改。理想情况下，在未来几代隐适美First套装中萌出补偿算法将得到改进。

医生还要注意治疗模拟的牙移动并不精确。医生可以通过牙移动列表预估切牙移动，但这些移动量并未通过头影测量数据校准，精确规划切牙位置也成为未来隐形矫治设计软件的改进方向之一。

扩弓临床偏好

医生的许多临床偏好，如颌间牵引的位置、附件放置的时机和下颌尖牙间宽度的扩弓限制等，在

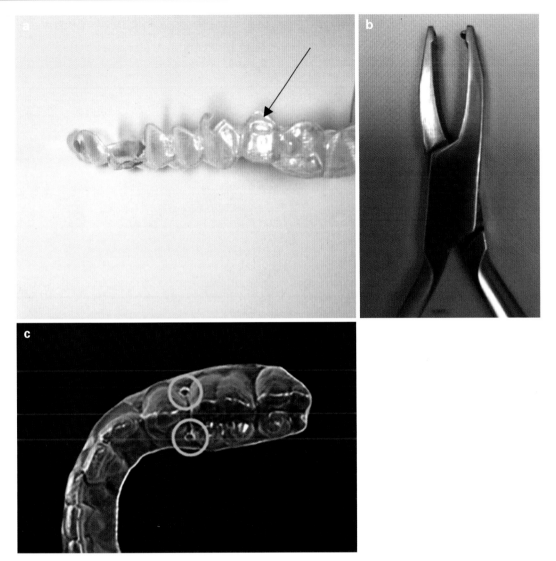

图2.15　（a）右上切牙的固位槽可以增加临床牙冠短小牙的固位。（b）可使用3mm水平凹痕钳来制造固位槽。（c）可在后牙段邻间隙区域的唇舌侧表面制造固位槽。这些固位槽可以用1mm的凹痕钳制造。

初次提交病例处方表时仍然无法包含（译者注：本书译制时，最新的Clincheck版本已经允许医生在初次提交病例处方表时，通过临床偏好设置选择精密切割的放置位置、附件放置的时机以及下颌尖牙间的扩宽范围）。这些因素通常对治疗的成功至关重要，必须通过修改Clincheck来控制。

阻断性治疗后的保持

　　如前所述，无托槽隐形矫治在Ⅰ期矫治结束至Ⅱ期矫治开始之间缺乏明确的保持方案，这将给患者带来一定程度的问题。目前，医生必须制作传统的Hawley保持器或带有恒牙萌出空间的改良Essix保持器用于Ⅰ期矫治结束后的保持。对于那些希望自己的孩子采用更舒适保持方式的父母来说，后者可能更可取。理想情况下，隐适美在未来将提供具有特定萌出间隙或桥体的透明矫治器，并在保持阶段选用比SmartTrack更耐用的膜片材料。

无托槽隐形矫治器进行阻断性治疗的可行性

　　自2019年隐适美First套装问世以来，无托槽隐形矫治器用于阻断性治疗变得更加可行。该矫治器的附加功能包括优化的力学系统与附件、萌出补偿算法、针对短小临床牙冠的优化固位附件以及其他功能改进，使其在儿童和青少年无托槽隐形矫治中发挥更大的作用。然而，该矫治器仍存在许多缺陷，这些缺陷可能限制了牙移动的精确度和治疗的成功率。最值得注意的是，没有证据表明当前的无托槽隐形矫治器本身可以产生矫形效果。此外，将无托槽隐形矫治器与许多具有确定疗效的传统矫形装置进行整合尚存在难度。

本章讨论了一些修改当前隐形矫治器以克服其固有局限性的方法。强调了改良隐适美First矫治器的重要性，这样可以使之与传统矫治装置（如头帽口外弓和面具前牵引）相整合，以最大限度地使用隐形矫治器进行阻断性治疗。相信未来无托槽隐形矫治技术的发展方向在于将其与矫形装置更好地结合在一起，以纠正骨性不调和更复杂的错𬌗畸形。

参考文献

[1] Align Technology. Invisalign First. 2019. https://info.aligntech.com/lp/Invisalign-First/faq. Accessed 31 Aug 2020.

[2] Chiara P, Elisabetta CL, Roberta L, Faltin K, McNamara JA Jr, Cozza P, Franchi L. Treatment timing for functional jaw orthopaedics followed by fixed appliances: a controlled long-term study. Eur J Orthod. 2018;40:430–6.

[3] Proffit WR. The timing of early treatment: an overview. Am J Orthod Dentofac Orthop. 2006;129:S47–9.

[4] Franchi L, Baccetti T, McNamara JA. Postpubertal assessment of treatment timing for maxillary expansion and protraction therapy followed by fixed appliances. Am J Orthod Dentofac Orthop. 2004;126:555–68.

[5] Haas AJ. Long-term posttreatment evaluation of rapid palatal expansion. Angle Orthod. 1980;50(3):189–217.

[6] Baccetti T, Franchi L, McNamara JA Jr. The cervical vertebral maturation (CVM) method for the assessment of optimal treatment timing in dentofacial orthopedics. Semin Orthod. 2005;11(3):119–29.

[7] Oliveira P, Tavares R, Freitas J. Assessment of motivation, expectations and satisfaction of adult patients submitted to orthodontic treatment. Dental Press J Orthod. 2013;18(2):81–7.

[8] Boyd RL. Esthetic orthodontic treatment using the Invisalign appliance for moderate to complex malocclusions. J Dent Educ. 2008;72(8):948–67.

[9] Zhou N, Guo J. Efficiency of upper arch expansion with the Invisalign system. Angle Orthod. 2020;90(1):23–30.

[10] Houle JP, Piedade L, Todescan R Jr, Pinheiro FH. The predictability of transverse changes with Invisalign. Angle Orthod. 2017;87(1):19–24.

[11] Align Technology. Invisalign First. 2019. https://info.aligntech.com/lp/Invisalign-First/faq. Accessed 13 Sep 2020.

[12] Brierley CA, DiBiase A, Sandler PJ. Early class II treatment. Aust Dent J. 2017;62(1):4–10.

[13] Abbate GM, Caria MP, Montanari P, et al. Periodontal health in teenagers treated with removable aligners and fixed orthodontic appliances. J Orofac Orthop. 2015;76(3):240–50.

[14] Align Technology. Mandibular Advancement. 2020. https://info.aligntech.com/MA. Accessed 19 Sep 2020.

[15] Spyridon NP, Kutschera E, Memmert S, Gölz L, Jäger A, Bourauel C, Eliades T. Effectiveness of early orthopaedic treatment with headgear: a systematic review and meta-analysis. Eur J Orthod. 2017;39(2):176–87.

[16] Podesser B, Williams S, Crismani AG, Bantleon H. Evaluation of the effects of rapid maxillary expansion in growing children using computer tomography scanning: a pilot study. Eur J Orthod. 2007;29(1):37–44.

[17] Varlık SK, İşcan HN. The effects of cervical headgear with an expanded inner bow in the permanent dentition. Eur J Orthod. 2008;30(4):425–30.

[18] Lee RT, Kyi CS, Mack GJ. A controlled clinical trial of the effects of the twin block and Dynamax appliances on the hard and soft tissues. Eur J Orthod. 2007;29(3):272–82.

[19] Myser SA, Campbell PM, Boley J, Buschang PH. Long-term stability: postretention changes of the mandibular anterior teeth. Am J Orthod Dentofac Orthop. 2013;144(3):420–9.

[20] Shah A. Postretention changes in mandibular crowding: a review of the literature. Am J Orthod Dentofac Orthop. 2003;124(3):298–308.

[21] Cordasco G, Matarese G, Rustico L, Fastuca S, Caprioglio A, Lindauer SJ, Nucera R. Efficacy of orthopedic treatment with protraction facemask on skeletal class III malocclusion: a systematic review and metaanalysis. Orthod Craniofac Res. 2014;17(3):133–43.

[22] Handelman CS, Wang L, BeGole EA, Haas AJ. Nonsurgical rapid maxillary expansion in adults: report on 47 cases using the Haas expander. Angle Orthod. 2000;70(2):129–44.

第3章　下颌前导：一种功能矫治器的有效替代？

Mandibular Advancement: A Viable Alternative to Functional Appliances?

目录

运用无托槽隐形矫治器进行Ⅱ类错𬌗的功能矫治

自1879年Norman Kingsley发明"咬合跳跃矫治器"以来，功能矫治已经发展成为青少年患者骨性错𬌗畸形正畸治疗的基石[1]。与美国固定矫治的发展同步，第一批功能矫治器于20世纪早期在欧洲开始投入应用[2]。1902年，Pierre Robin推出了简易的单块矫治器用于治疗下颌后缩和扩弓[3]。Viggo Andresen和Karl Haupl以Robin单块矫治器为模型，改良设计了上颌Hawley保持器，使其带有舌侧凸缘从而允许下颌骨向前定位，以获得更理想的咬合关系并改善上下颌关系，用于治疗Ⅱ类错𬌗畸形[4]。

在接下来的100年里，Andresen–Haupl肌激动器被进一步细化为各种生物调节器和功能矫治器，其中最著名的是William Clark开发的双板矫治器（Twin Block appliance）和Rolf Fränkel设计的功能调节器，后者使用颊屏和唇挡来减少唇颊肌张力从而使异常的口腔肌肉活动正常化。20世纪早期，Emil Herbst在1905年引入了固定功能矫治器。该矫治器由双侧伸缩活塞杆自正畸带环或钴铬帽延伸至上下颌之间。活塞杆对下颌骨向前再定位和Ⅱ类错𬌗畸形的矫治具有突出的作用。Herbst矫治器至今仍作为Ⅱ类错𬌗畸形矫治器使用，它也被改进成更小的形式，如FORSUS，这种矫治器通过连接在磨牙带环活塞杆上的镍钛弹簧对下颌施加前伸力[5]。

关于固定和活动功能矫治器在Ⅱ类错𬌗畸形矫治中的疗效对比研究较多，研究尤其关注功能矫治器带来的骨效应及其与下颌骨生长的关系。头影测量的研究表明，运用Ⅱ类功能矫治器与对照组相比，下颌骨的生长每年相差1.79mm，结果有统计学差异[6]。同样，一项关于Fränkel-Ⅱ（FR-Ⅱ）型功能调节器治疗生长期Ⅱ类错𬌗畸形患者下颌骨变化的荟萃分析显示，该矫治器对下颌体长度、下颌总长度、下颌升支高度的改变具有统计学意义[7]。然而越来越多的共识是，虽然Ⅱ类功能矫治器确实导致了下颌长度的增加，但对下颌向前定位的改善是微不足道的或不显著的[8]。尽管固定和活动功能矫治器的骨效应仍不明确，但有研究表明它们通过牙槽骨及颌骨的改建效应在纠正Ⅱ类错𬌗畸形的磨牙关系和减小前牙覆盖方面是有效的[9]。

2017年，隐适美公司推出了带有下颌前导功能的隐形矫治器（MA矫治器），用于Ⅱ类错𬌗畸形的纠正[10]。公司声称，该装置可以作为一种"比功能矫治器更简单、更高效、对患者更友好的治疗选择，适用于治疗青少年Ⅱ类错𬌗畸形患者"[10]。这些主张基于一项只有初步结果，而且尚未发表在正畸学杂志上的前瞻性临床试验。隐适美还报道，临床试验初步结果显示"Ⅱ类错𬌗畸形的矫治效果具有统计学意义"，目前尚不清楚上述结论是通过设计何种测量参数和试验对照组得出的[10]。因为所有参与试验的正畸医生在经济上都与隐适美有联系，该试验存在高偏倚风险，其质量和可信度均受到影响。因此该研究是否可作为评价其无托槽隐形矫治器下颌前导功能疗效的证据仍然值得商榷。由于无托槽隐形矫治下颌前导功能的临床应用时间较短，目前还没有相关的临床对照研究报道其疗效。

即使无托槽隐形矫治器的下颌前导功能被认为有效，它仍有显著的局限性，需要进行密切的临床监控才能获得成功。本章将描述带下颌前导功能的无托槽隐形矫治器的运用现状及其不足。之后，将讨论其目前和未来的解决方案，以使之有效地应用于Ⅱ类错𬌗畸形的治疗。

下颌前导装置：现有的特征和不足

咬合再定位的机制

隐形矫治器下颌前导功能最显著的特点之一是上下颌精密翼托之间的卡抱作用。放置精密翼托后患者的下颌骨向前移位，通常相对于正中关系累计增加2mm，但医生可以设定4mm甚至6mm的增量。传统的固定功能矫治器，如Herbst，也通过下颌骨再定位机制发挥作用。研究表明固定功能矫治器可引起以牙槽变化为主的具有统计学意义的牙槽骨和颌骨改建[11]。最值得注意的是，Zymperdikas等学者在系统评价中描述固定功能矫治器导致上切牙明显舌倾、下切牙明显唇倾[11]。还有同样的研究表明，固定功能矫治器组的下颌骨生长略快，而上颌生长则显著受限，差异有统计学意义[11]。尽管隐适美公司声称其下颌前导功能可以有效替代传统功能矫治器，但目前尚无证据表明其可以达到与传统功能矫治器相似的牙槽及颌骨矫治效应。传统功能矫治器与下颌前导MA矫治器的关键区别之一在于其下颌再定位机制。后者缺乏连接上下颌精密翼托的结构。因此患者不一定一直咬合在下颌前伸位置，因为在日常使用矫治器期间精密翼托可能有相当大比例的时间段处于脱离状态。同样，在患者睡眠的8～9小时，矫治器的精密翼托也有很大一部分时间是松开的。因为患者的下颌骨只有部分时间处于前伸位置，该矫治器在Ⅱ类错𬌗畸形矫治中的疗效可能会受到影响。

这种咬合再定位机制不同于Fränkel-Ⅱ和Herbst等传统功能矫治器，后者通过伸缩臂连接上下牙弓、使下颌骨保持持续的前伸位置。这种连续的咬合跳跃由矫治器保证，而患者仍然可以在说话和进食等功能运动中进行下颌侧方运动[12]。在闭口时患者必须咬合到前伸的位置。有证据表明Herbst矫治器持续的咬合跳跃使下颌前伸，从而刺激了髁突生长，这也可能是促进下颌生长再定向的原因之一[13]。类似的，传统的活动功能矫治器（如

Fränkel-Ⅱ）通过其连接的舌缘、颊屏和唇挡的设计实现了连续咬合再定位（图3.1）。FR-Ⅱ治疗后下颌体长度、下颌总长度和下颌升支高度均有明显改善[7]。如图3.2所示，运用FR-Ⅱ成功治疗一名青少年男性严重的Ⅱ类错殆畸形，这表明FR-Ⅱ可以用于治疗严重Ⅱ类错殆畸形。与Herbst矫治器一样，FR-Ⅱ矫治器迫使患者在闭口时咬合到下颌前伸的位置。与下颌前导MA矫治器的间断性下颌前伸再定位机制不同，Herbst和FR-Ⅱ矫治器可以使患者的下颌骨持续处于前伸位置。

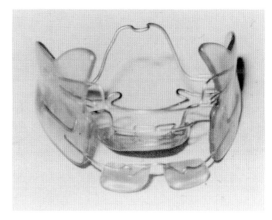

图3.1 Fränkel-Ⅱ（FR-Ⅱ）功能调节器是一种活动功能矫治器，患者每天至少佩戴14小时，用于下颌再定位和口周肌肉的再训练。

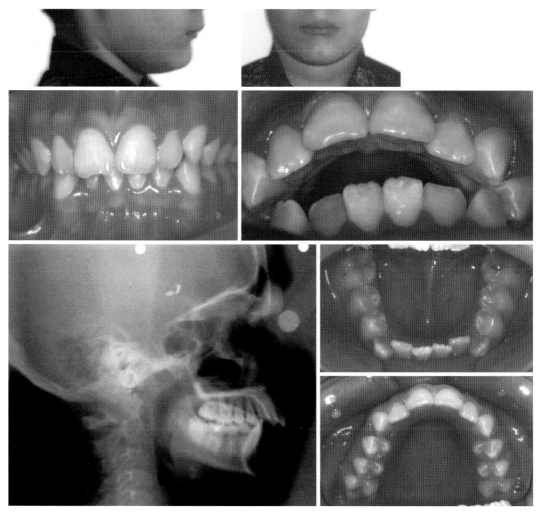

图3.2 一名11岁男性，骨性Ⅱ类错殆畸形，上颌骨严重前突，下颌骨后缩，100%深覆殆，覆盖14mm，患者使用FR-Ⅱ矫治取得良好效果。头影测量分析显示，患者治疗后覆殆覆盖关系正常，上切牙倾斜度正常，下切牙转矩控制得当，双侧磨牙Ⅰ类关系。

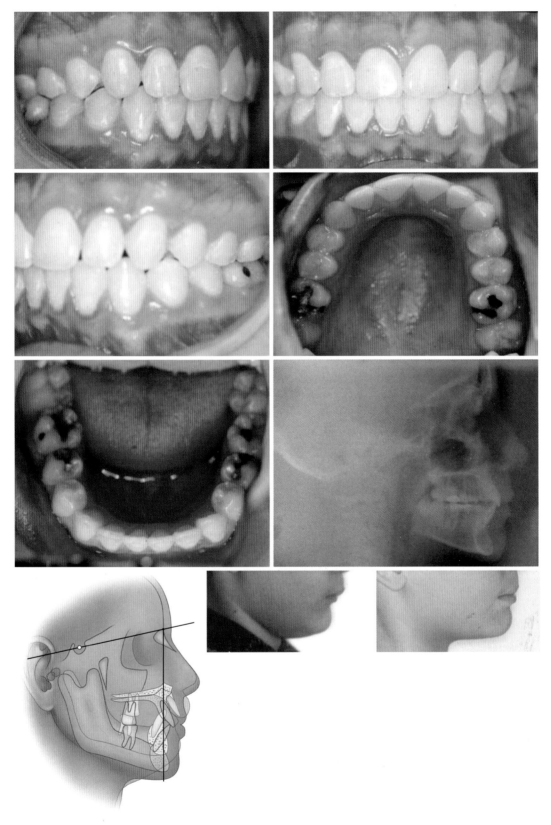

图3.2（续）

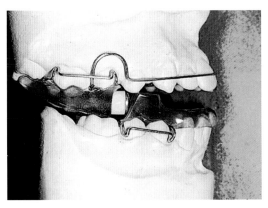

图3.3 在一个改良的Twin Block矫治器中，前导螺旋器允许在治疗过程中逐渐增加下颌骨的前移量。

咬合跳跃校准

目前，下颌前导MA矫治器每阶段可实现2mm的下颌前导增量，直至纠正至前牙切对切关系（或1mm反覆盖过矫治）。这种分步前移机制类似于Twin Block矫治器的某些改良以及特定的FR-Ⅱ矫治策略[14]。尤其值得注意的是，改良的Twin Block矫治器可以通过调节螺旋器来实现下颌可控的渐进前移（图3.3）[15]。这种改良增加了矫治器的灵活性和调节能力，适用于下颌前导过多受限的患者。与之相比，隐形矫治器下颌前导功能的渐进性前移不像改良Twin Block矫治器那样精确，特别需要留意的是前者的咬合再定位是间断性的。因此隐形矫治器下颌前导功能的咬合跳跃并不能精确校准，临床上不能精确实现软件设计的下颌前导增量。分步前导对患者的接受度和舒适度有好处，但如果医生更愿意使用一次性前导到位，隐适美也提供了下颌前导初始最大量的选项[16]。

病例选择

与传统Ⅱ类功能矫治相似，无托槽隐形矫治器下颌前导功能的适应证选择是治疗成功的关键。研究表明，许多传统的Ⅱ类功能矫治器最适合治疗中度、重度深覆盖（>6mm）和明显的ANB角不调，以及以下颌后缩和上颌前突为特征的Ⅱ类错

𬌗畸形。例如，医生推荐使用Herbst矫治器用于治疗下颌后缩、ANB≥4°、覆盖≥6mm的Ⅱ类错𬌗畸形[17]。研究还表明，Ⅱ类错𬌗畸形矫治的最佳时机是在青春期刚开始时或稍晚，通常在颈椎成熟分期的第3期~第4期[18]。

在临床上观察到与常规功能矫治器相似，带下颌前导功能的隐形矫治器在上颌前突和下颌后缩的Ⅱ类错𬌗畸形中获得了最成功的治疗结果（图3.4）。K.Z.是一名寻求正畸治疗的12岁女性患者。主要表现为上颌骨前突和下颌骨后缩的Ⅱ类错𬌗畸形，前牙覆盖6mm，深覆𬌗80%，双侧尖牙和磨牙尖对尖Ⅱ类关系。第1个疗程采用无托槽隐形矫治前导下颌，然后是1个疗程的精细调整咬合。在治疗结束时，达到了理想的覆𬌗覆盖关系以及左侧Ⅰ类尖牙、磨牙关系，但在右侧无法达到Ⅰ类尖牙、磨牙关系，其尖牙和磨牙仍呈现轻微尖对尖Ⅱ类关系。这一结果可能是因为上前牙牙量不足导致的Bolton指数不调，以及带下颌前导功能的隐形矫治器无法向下颌骨提供足够强的前伸力所导致的下颌前伸不足。

由于带下颌前导功能的隐形矫治器也依赖于下颌骨的生长，来实现Ⅱ类错𬌗畸形的矫治，其最佳矫治时机在青春发育期或稍晚，与Twin Block等传统功能矫治器的最佳矫治时机一致。然而，我们观察到由于该矫治器的力学机制限制，它对于ANB<4°和覆盖<6mm的Ⅱ类错𬌗畸形的治疗是最有效的，对于更严重的骨性不调的治疗效果较差（表3.1）。

精密翼托下的牙移动

在使用Herbst矫治器和MARA等传统的Ⅱ类功能矫治器治疗过程中，矫治器主体包裹的牙齿作为上下牙弓的支抗单元，其移动受到限制。下颌前导MA矫治器的精密翼托延伸区域内的牙移动同样受限。通常情况下对于替牙期患者，上下颌第一磨牙和第二乳磨牙包含在精密翼托延伸区域内（图3.5）。这些牙齿的移动效能变低，一是因为此区

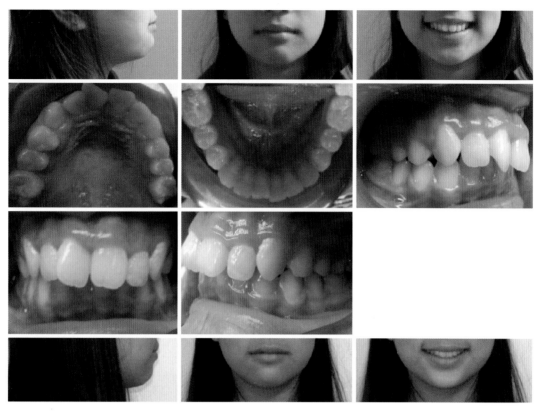

图3.4　患者K.Z.使用带下颌前导功能的隐形矫治器治疗。在第1个疗程下颌前导，第2个疗程精细调整咬合。治疗结束时前牙纠正至理想的覆𬌗覆盖关系以及左侧Ⅰ类尖牙、磨牙关系，但右侧未纠正至Ⅰ类尖牙、磨牙关系，这是由于上下颌牙齿大小比例不调（上颌侧切牙较小）和矫治器向下颌骨提供前伸力的连续性及强度不足。头影测量重叠比较了患者治疗前和9个月下颌前导的治疗结果。

段内不能通过放置附件来提高困难牙移动的精确度，二是精密翼托的设计不允许矫治器完全包裹牙齿。因此，下颌前导可作为初始疗程，通常需要再配合一个精细调整的疗程以排齐支抗牙并协调咬合关系。

下切牙倾斜度的控制

隐适美称其下颌前导矫治器能限制下切牙的唇倾，而下切牙唇倾一直是包括FR-Ⅱ、Herbst、MARA和Twin Block在内的传统Ⅱ类功能矫治器常见的副作用[19]。初步的病例研究发现，在使用该矫治器治疗前后，下切牙的倾斜度很稳定，表明该矫治器对于下切牙倾斜度的控制有所改善。然而，迄今为止尚无随机临床试验证实隐适美下颌前导MA矫治器在控制下切牙倾斜度方面的有效性[20]。

精密翼托的垂直牵引

下颌前导MA矫治器采取了一个确保患者佩戴时精密翼托贴合的措施。具体来说是在双侧上颌乳尖牙（#C和#H）和双侧下颌第一乳磨牙（#L和#S）上放置精密切割以使用垂直牵引，这有助于保持上下颌精密翼托之间的卡抱作用（图3.6）。这种垂直弹性牵引的方法存在一定问题，因为即便使用力值较小的弹性牵引（1/4英寸，2盎司；1/4英寸，3盎司），上下颌矫治器也经常出现脱套。这种频繁的脱套是由于作为垂直弹性牵引支抗牙的乳牙临床牙冠短小，矫治器固位力不足。通常在下颌前导的过程中，需要避免使用这些垂直弹性牵引，因为它们不会加强精密翼托的卡抱效果，反而会因矫治器脱套而产生相反效果。

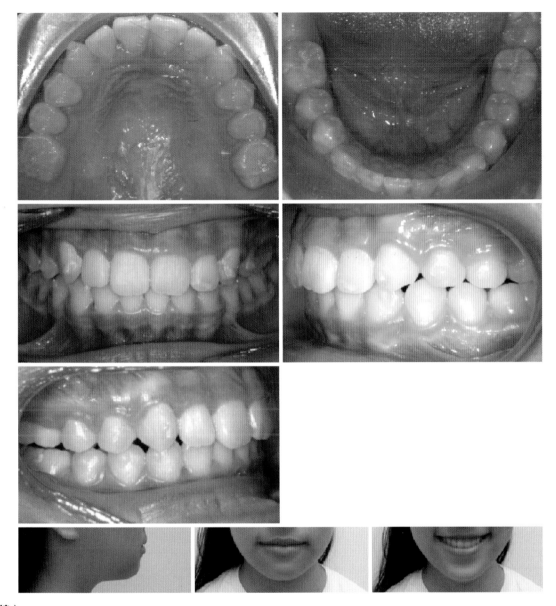

图3.4（续）

隐形矫治下颌前导功能与Ⅱ类牵引的效能比较

目前，关于带下颌前导功能的隐形矫治器治疗安氏Ⅱ类错𬌗畸形的初步研究和病例报道大多集中在ANB<4°的轻度患者。这表明该矫治器的疗效范围可能仅限于轻度不调的病例，而不是ANB>4°的病例。无托槽隐形矫治对安氏Ⅱ类错𬌗畸形患者的矫治效果尚缺乏直接的临床研究，但已有大量病例报道表明无托槽隐形矫治可成功治疗轻度安氏Ⅱ类错𬌗畸形的患者[21]。因此，带下颌前导功能的隐形矫治器治疗轻度安氏Ⅱ类错𬌗畸形的疗效是否优于单纯使用Ⅱ类牵引仍存在疑问。

上颌扩弓结合下颌前导

在下颌前导过程中，隐适美软件经常设计明显的上牙弓后段扩弓。计划的扩弓量经常超过4mm，这是需要通过如上颌快速扩弓器等矫形装置才能达到生理稳定性的扩弓量[22]。这种过度扩弓往往会使带有精密翼托的上颌后段矫治器出现不贴合，并开

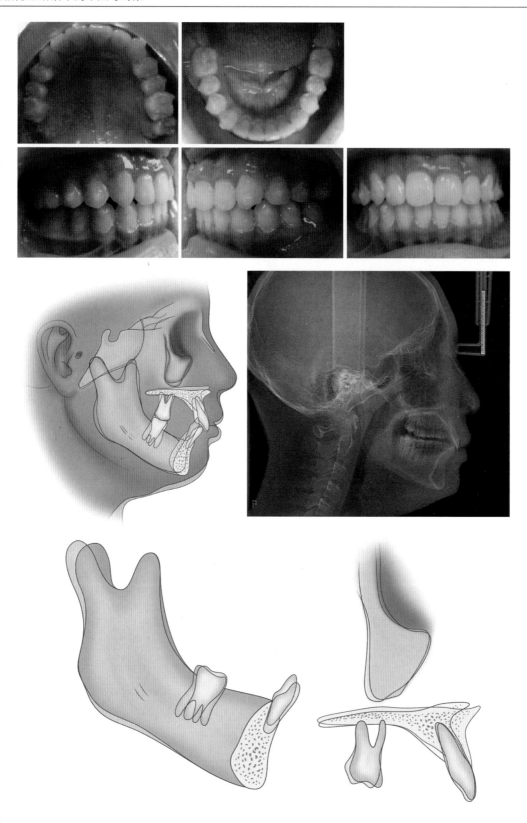

图3.4（续）

表 3.1　MA适应证建议参数

参数	诊断
骨性诊断	下颌后缩
ANB	<4°
覆盖	<6mm

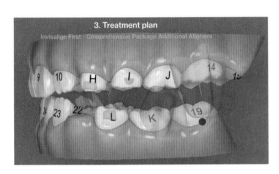

图3.5　带下颌前导功能的隐形矫治器的精密翼托将两侧的上下颌第一磨牙和第二乳磨牙包裹起来。精密翼托将限制这些被包裹牙齿的移动。

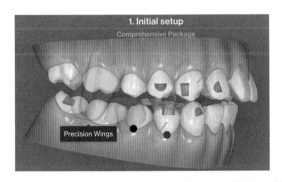

图3.6　在下颌前导的过程中，对上颌尖牙和下颌第一前磨牙进行垂直弹性牵引。由于矫治器在上下颌后段缺乏固位力而经常脱套，使用垂直弹性牵引可能会有困难。

始从对应牙位脱套（图3.7）。因此，过度扩弓不仅影响上颌后牙的移动，还会影响下颌前导的效果。在阻断性矫治过程中，尤其是涉及下颌前导时，应谨慎监测扩弓量。

下颌前导功能不足的解决方法

改善精密翼托的卡抱和咬合再定位机制

如前所述，当前隐形矫治器进行下颌前导的主要局限之一是其咬合再定位的机制，这导致在日常

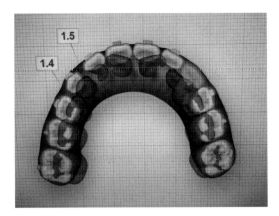

图3.7　在下颌前导过程中，隐形矫治器经常因上颌后段设计过度扩弓导致上颌矫治器不贴合和脱套。

佩戴过程中精密翼托之间在相当长的时间段内是相互脱离的。一个解决方案是将上下颌精密翼托合成一个单元以确保更规律的卡抱效应（图3.8）。这种改良的下颌前导矫治器以常规的Ⅱ类功能矫治器（如FR-Ⅱ、Herbst或肌激活器）为模型，仍然允许侧方移动，但在前伸运动时将迫使患者进入下颌前导位置。因此，通过更有效地固定上下颌精密翼托，可以潜在地提高隐形矫治器前导下颌的疗效。

精密翼托下的牙移动

上下颌精密翼托合成一体的改良式下颌前导隐形矫治器可以与适合的矫治器佩戴方案相结合，使牙齿在精密翼托内得到更精确的移动。患者每天夜

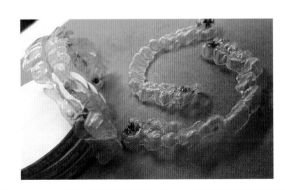

图3.8　上下颌精密翼托可以合成一个单元以确保患者佩戴时下颌前导力量更强、时间更持续。如图左所示，每天夜间佩戴上下颌精密翼托合成一体的改良式下颌前导隐形矫治器使咬合重新定位。如图右所示，白天佩戴传统的没有精密翼托的隐形矫治器以获得最佳的牙移动。

间可佩戴14~16小时上下颌精密翼托合成一体的改良式下颌前导隐形矫治器，白天佩戴8~10个小时的无精密翼托的传统无托槽隐形矫治器以实现单颗牙齿的最佳移动。上下颌精密翼托合成一体的改良式下颌前导隐形矫治器与传统隐形矫治器相协调，以便患者可在任意时间点佩戴同一阶段的矫治器。这样的设计可以使患者既获得最佳的个性化牙移动，又能获得下颌前导的治疗效果。

带下颌前导功能的无托槽隐形矫治器是传统Ⅱ类功能矫治器的有效替代吗？

带下颌前导功能的无托槽隐形矫治器在治疗Ⅱ类错𬌗畸形的有效性方面仍需进一步探究。隐适美早期声称其疗效与传统的Ⅱ类功能矫治器相当（或更优），这一说法基于一项有较高偏倚风险和可疑结论的初步临床试验，尚未得到科学文献的证实。目前的矫治器以Twin Block为原型，存在一些力学上的限制，包括其咬合再定位机制容易导致各部分之间不断脱离，以及垂直牵引容易导致上下颌矫治器频繁脱套。早期证据表明，病例选择是治疗成功的关键：对于上颌前突、下颌后缩、ANB<4°的轻度Ⅱ类错𬌗畸形，使用此类矫治器的疗效是最理想的。

我们希望未来的随机临床试验将继续阐明，与常规Ⅱ类功能矫治器和无托槽隐形矫治器配合Ⅱ类牵引相较，带下颌前导功能的隐形矫治器与它们的疗效对比。未来，带下颌前导功能的无托槽隐形矫治器的优化可能在于改进其咬合再定位机制，从而使下颌前导的力量强度更大、更持续。

参考文献

[1] Wahl N. Orthodontics in 3 millennia. Chapter 9: functional appliances to midcentury. Am J Orthod Dentofac Orthop. 2006;129(6):829–33.

[2] DiBiase A, Cobourne M, Lee R. The use of functional appliances in contemporary orthodontic practice. Br Dent J. 2015;218:123–8.

[3] Robin P. Observation sur un nouvel appareil de redressement. Rev Stomatol. 1902;9:42.

[4] Levrini A, Favero L. The masters of functional orthodontics. 1st ed. Milan: Quintessence; 2003.

[5] Cacciatore G, Ghislanzoni L, Alvetro L, Giuntini V, Franchi L. Treatment and posttreatment effects induced by the Forsus appliance: a controlled clinical study. Angle Orthod. 2014;84(6):1010–7.

[6] Marsico E, Gatto E, Burrascano M, Matarese G, Cordasco G. Effectiveness of orthodontic treatment with functional appliances on mandibular growth in the short term. Am J Orthod Dentofac Orthop. 2011;139(1):24–36.

[7] Perillo L, Cannavale R, Ferro F, Franchi L, Masucci C, Chiodini P, Baccetti T. Meta-analysis of skeletal mandibular changes during Frankel appliance treatment. Eur J Orthod. 2011;33(1):84–92.

[8] Cacciatore G, Ugolini A, Sforza C, Gbinigie O, Plüddemann A. Long-term effects of functional appliances in treated versus untreated patients with class II malocclusion: a systematic review and meta-analysis. PLoS One. 2019;14(9):e0221624. https://doi.org/10.1371/journal.pone.0221624.

[9] Jena AK, Duggal R, Parkash H. Skeletal and dentoalveolar effects of twin-block and bionator appliances in the treatment of class II malocclusion: a comparative study. Am J Orthod Dentofac Orthop. 2006;130(5):594–602.

[10] Align Technology. Mandibular advancement FAQ. https://info.aligntech.com/MA/faq (2020). Accessed 29 Oct 2020.

[11] Zymperdikas VF, Koretsi V, Papageorgiou SN, Papadopoulos MA. Treatment effects of fixed functional appliances in patients with class II malocclusion: a systematic review and meta-analysis. Eur J Orthod. 2016;38(2):113–26.

[12] Howe RP. The bonded Herbst appliance. J Clin Ortho. 1982;15:663–7.

[13] Valant JR, Sinclair PM. Treatment effects of the Herbst appliance. Am J Ortho Dentofac Orthop. 1989;95:138–47.

[14] McNamara JA Jr, Huge SA. The Fränkel appliance (FR-2): model preparation and appliance construction. Am J Orthod. 1981;80(5):478–95.

[15] Banks P, Wright J, O'Brien K. Incremental versus maximum bite advancement during twin-block therapy: a randomized controlled clinical trial. Am J Orthod Dentofac Orthop. 2004;126(5):583–8.

[16] DeVincenzo JP, Winn MW. Orthopedic and orthodontic effects resulting from the use of a functional appliance with different amounts of protrusive activation. Am J Orthod Dentofac Orthop. 1989;96(3):181–90.

[17] Hägglund P, Segerda S, Forsberg C. The integrated Herbst appliance—treatment effects in a group of adolescent males with class II malocclusions compared with growth changes in an untreated control group. Eur J Orthod. 2008;30(2):120–7.

[18] Baccetti T, Franchi L, Toth LR, McNamara JA Jr. Treatment timing for twin-block therapy. Am J Orthod Dentofac Orthop. 2000;118(2):159–70.

[19] Align Technology. Mandibular advancement FAQ. https://info.aligntech.com/MA/faq (2020). Accessed 17 Nov 2020.

[20] Giancotti A, Cozza P, Mampieri G. Aligners and mandibular advancement: a comprehensive option for phase I treatment of class II, division I cases. J Clin Ortho. 2020;54(9):513–24.

[21] Bowman SJ, Celenza F, Sparaga J, Papadopoulos MA, Ojima K, Lin JC. Creative adjuncts for clear aligners, part 1: class II treatment. J Clin Orthod. 2015;49(2):83–94.

[22] Geran RG, McNamara JA Jr, Baccetti T, Franchi L, Shapiro LM. A prospective long-term study on the effects of rapid maxillary expansion in the early mixed dentition. Am J Orthod Dentofac Orthop. 2006;129(5):631–40.

第4章 复杂牙移动：单独使用无托槽隐形矫治器可行吗？

Problematic Complex Movements: Can Clear Aligners Treat Them Alone?

目录

无托槽隐形矫治器在治疗复杂牙移动方面是否有改进？

从过往的经验来看，使用无托槽隐形矫治器进行某些复杂的牙移动仍存在困难。一个早期临床试验分析了使用无托槽隐形矫治器进行牙移动的效果，将预测的牙齿位置与实际位置进行比较时发现，特定类型的牙移动缺乏精确度[1]。值得注意的是，最不精确的移动是伸长，特别是上下切牙的伸长移动[1]。该研究还发现尖牙和上颌侧切牙的扭转移动的精确度较低[1]。2020年，上述临床试验的一项后续研究发现，尽管牙移动的整体实现率得到了提高，但扭转仍是精确度最差的移动类型，上颌侧切牙、尖牙、前磨牙和磨牙的扭转移动精确度尤其差[2]。上颌侧切牙伸长移动的实现率至多提

高到55%，而上颌和下颌磨牙伸长移动的实现率仅为40%[2]。在两项试验中，切牙压低的实现率均为35%[2]。由前牙的压低移动实现困难而导致的覆𬌗控制不良，一直是无托槽隐形矫治的局限所在[3]。这两个临床试验之间的比较表明，尽管在过去10年中无托槽隐形矫治技术取得了重大进展，包括旋转、（磨牙的）伸长和切牙压低在内的牙移动虽然在精确度上有所提高，但仍然存在问题。

类似的，如牙齿竖直这类复杂的牙移动仍然实现率较低。研究表明，尽管采用了隐适美拔牙方案，但邻近拔牙间隙的磨牙并不能实现预期的整体移动，反而呈现出非期望的近中倾斜移动和控制不良的牙根移动[4]。无托槽隐形矫治中的牙齿竖直，尤其是大范围牙根移动一直是临床治疗的难点。

针对无托槽隐形矫治的这些不足，医生提出了

许多办法。研究建议对困难牙移动,特别是前牙段的垂直移动,应明智地设计使用附件[5]。并且设计过矫治有利于更好地实现复杂牙移动[3]。此外,支抗钉、颌间牵引和片段弓等辅助手段的使用已被证实可以解决目前无托槽隐形矫治的局限性,并提高困难牙移动的实现率[6]。

本章主要讨论无托槽隐形矫治中存在的一些经典问题和复杂的牙移动:包括上颌侧切牙的控制、竖直、压低和伸长。讨论设计和执行这些移动所涉及的挑战,以及提高牙移动的精确度和成功实现预期结果的解决方案。

控制上颌侧切牙的挑战

隐适美G4和G7附件

隐适美G4和G7的特征主要包括提高上颌侧切牙移动精确度的设计改进。具体来说就是当上颌侧切牙进行近远中扭转和/或牙冠倾斜以及伸长移动

时,G4的"SmartTrack"功能被触发,自动将优化多平面附件整合到上颌侧切牙上以辅助牙移动。G7的特点是通过第二代优化的多平面附件进一步完善对上颌侧切牙的控制,改善扭转联合压低或伸长移动时的牙套贴合程度。G7功能特征还包括在上颌侧切牙引入优化支持附件以保持其邻牙尤其是上颌中切牙压低时矫治器贴合。一项比较2009年和2020年使用隐适美矫治器进行牙移动的研究表明,G4和G7优化附件提高了上颌侧切牙移动的精确度[1]。研究表明,2009—2020年,上切牙的伸长实现率有所提高。这可能是隐适美技术革新的结果,其中就包括2011年底及2016年底分别推出的专门针对上颌侧切牙伸长移动的G4和G7优化上颌侧切牙附件[2]。在临床上观察到,优化侧切牙附件的加入提高了错位侧切牙的移动精确度,当它们需要做伸长和去扭转等复杂牙移动时尤为明显。当侧切牙除压低或伸长外还需要进行大量去扭转移动时,使用优化的G4或G7附件可提高牙移动的精确度(图4.1)。这与许多医生的临床发现一致,他们建议使用附件来改善对扭

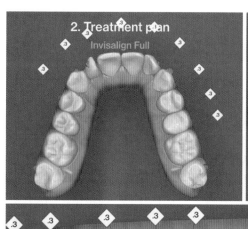
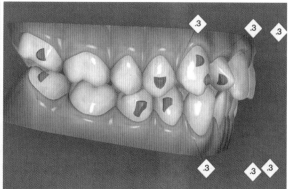
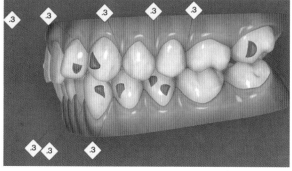

图4.1　在上颌侧切牙上放置G7优化附件以提高去扭转的精确度。在条件允许的情况下,对于上颌侧切牙的扭转移动,尤其是>15°的扭转移动,应要求激活优化G7附件。

转移动的控制[7]。

然而，尽管无托槽隐形矫治器在上颌侧切牙控制方面有所改善，但其移动的实现率仍然较低，相对于唇倾（69.9%）移动，伸长和远中扭转的实现率分别为53.7%和48.7%[2]。因此，超过15°的大量扭转移动和显著的伸长移动可能需要除G4及G7优化附件以外的进一步补充，以达到预期的上颌侧切牙移动效果。

上颌侧切牙大量压低移动的实现率较低，这成为其附件设计的另一个难题。压低移动最好在没有附件的情况下进行。当侧切牙需要大量压低（不需要大范围扭转或近远中倾斜移动）时，建议医生去除侧切牙上的附件以提高牙移动实现率。

2021年初，隐适美推出了G8功能，其功能之一是通过"矫治器激活"来提高切牙的压低效果，即通过改进矫治器轮廓提高对施力位置、方向和大小的控制，从而提供最佳的牙移动效果并减少非期望的牙移动（图4.2）[8]。G8特有的疗效尚未进行临床评估。G8的改良只专注于优化前牙的压低移动，而不是伸长及其他牙移动（虽然隐适美声称这次改良也将通过优化扩弓支持附件提高后牙扩弓效果）。

隐适美G8功能：

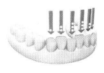

- 改善深覆𬌗纠正的精确度

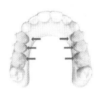

- 改善中、重度牙列拥挤及反𬌗病例治疗的精确度

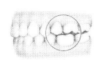

- 减少后牙开𬌗

图4.2 隐适美G8功能改良包括"矫治器激活"，据称可以改善对上下颌前牙压低力的控制。其他功能特点包括辅助后牙段整体扩弓的优化支持附件。

无托槽隐形矫治器外形改良以促进牙移动

通常情况下，患者上颌侧切牙在矫治过程中可能发生与矫治器不贴合，特别是当牙齿有超过15°扭转错位及舌向错位等明显初始错位时，更容易发生矫治器不贴合。如果上颌侧切牙扭转错位幅度较小（<15°），医生可以修改矫治器的几何形状以补充矫治器可提供的矫治力。在这种情况下，可以使用手持器械施加类似固定矫治第一序列或第二序列弯曲的额外力。例如，如果上颌侧切牙有近中扭转错位，矫治过程需要将其向远中扭转移动，那么医生可以用凹痕钳在矫治器的近中舌面和远中唇面放置凹痕，以此在远中方向形成一个旋转力偶。患者可长期佩戴改良矫治器（如4~6周），以使辅助力充分表达。医生也应谨慎地验证是否有足够的邻面间隙去完成牙齿的扭转。研究结果表明，与未进行邻面去釉的牙齿相比，接受邻面去釉的牙齿扭转移动实现率更高[9]（第11章进一步讨论细节和整理）。如果上颌侧切牙有明显错位时，通过施加辅助力或增加精细调整疗程等其他措施更为合适。

无托槽隐形矫治器联合片段弓

当无论是通过调整矫治器的几何形状还是启动精细调整疗程，上颌侧切牙都不能完全去扭转时，短期运用片段弓可以辅助排齐牙列。可将片段弓放置在有问题的上颌侧切牙和相邻的两颗牙齿上。一根镍钛软丝应该能在4~8周使侧切牙完全排齐（图4.3）。医生应注意对应修剪无托槽隐形矫治器，使其不干扰片段弓的同时仍充分包裹邻牙以保持其位置不变。

加强牙移动的辅助装置

上颌侧切牙脱套也可以通过使用舌侧扣和橡皮圈等辅助工具来改善。当上颌侧切牙没有实现设计的伸长移动时，可以采用辅助工具。例如，如果上

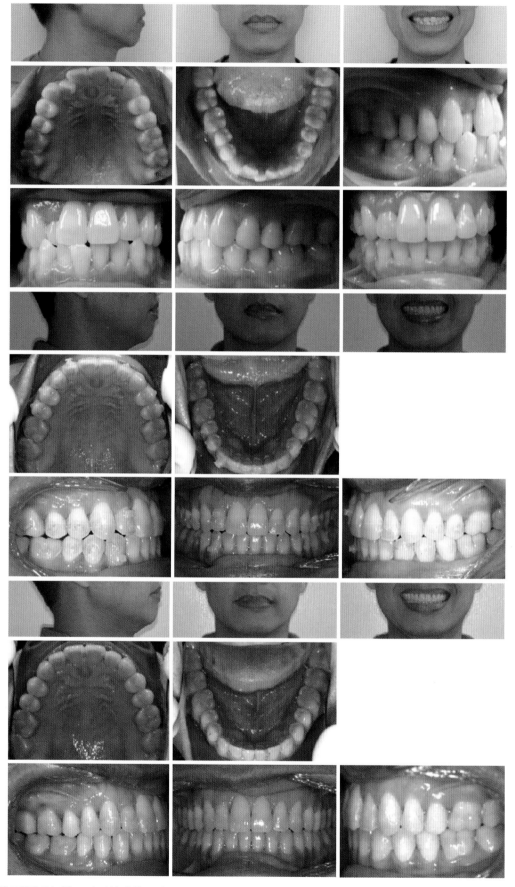

图4.3　上颌侧切牙严重扭转，需要辅助使用片段弓来实现完全去扭转。对于患者J.L.，一次隐形矫治及后续精细调整不能完全改善右上侧切牙的扭转。短期使用片段弓完全解决了扭转问题，无须再进行更多的精细调整。

颌侧切牙在垂直向上移动不佳、伸长不足时，医生可以在侧切牙上粘接一个舌侧扣，与对颌尖牙挂垂直牵引以补充伸长力（图4.4）。橡皮圈可以从有问题的侧切牙上的舌侧扣延伸到对颌尖牙的舌侧扣或相应位置的精密切割。这种额外的伸长力可以一直施加到侧切牙与矫治器贴合或直到疗程结束（或者在最终的矫治器上使用牵引以改善牙齿位置）。

过矫治以提高上颌侧切牙移动的精确度

为了提高牙移动的精确度，许多研究建议设计适量过矫治[3]。该方法可应用于上颌侧切牙的第一、第二序列移动。例如，对于一颗需要大量唇向移位的上颌侧切牙，医生可以增加唇向移动的设计量，因此与邻牙相比，在Clincheck上侧切牙的终末位置较理想位置将更靠唇侧。同样的，对于需要明显伸长的上颌侧切牙（>2.5mm），医生可以在Clincheck中设计更多的伸长量以补偿实际移动中的实现率不足。对于上颌侧切牙扭转移动较大的患者，也可采用此方法进行矫治以获得更理想的效果。对于复杂侧切牙移动的过矫治，很难推荐精确的设计量。设计过矫治时应谨慎，以免矫治后出现

前牙区严重咬合干扰、前牙开𬌗、覆𬌗覆盖改变等不良影响。

上颌侧切牙的转矩控制

对于严重舌向错位的上颌侧切牙，要达到理想的纠正效果需要添加明显的根唇向转矩。正如在第1章中讨论的，大多数当前的软件，从隐适美到3M再到Suresmile，都缺乏足够的根唇向转矩控制。隐适美软件目前不允许在舌侧放置压力嵴，也不允许医生自由设置压力嵴。因此可以通过Clincheck的过矫治设计来补充根唇向转矩。或者，如果侧切牙在矫治过程中没有按照设计完成第三序列移动，也可使用手持器械在舌侧龈方制作压力嵴、在唇侧切端制作压力点来增加转矩力偶（见第1章）。

上颌侧切牙的修复方案

上颌侧切牙是最常发生先天畸形的牙位之一，最近的研究表明恒牙列上颌侧切牙过小牙的发病率为1.8%[10]。此外，55.5%的上颌侧切牙过小牙会伴发对侧同名牙发育不良[10]。因此医生可能会遇到畸

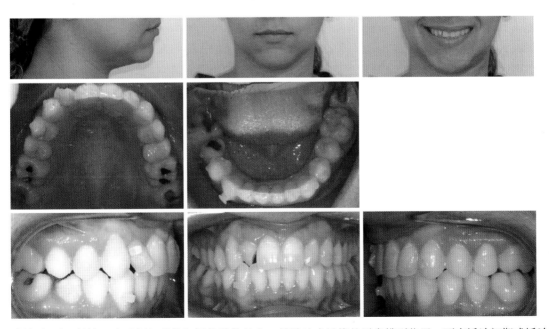

图4.4　在上颌侧切牙上粘接一个舌侧扣以施加额外的伸长力，辅助达成最终的牙齿排列位置。可在矫治初期或矫治末尾粘接舌侧扣，尽量减少精细调整的疗程。

形的上颌侧切牙需配合修复治疗以实现最佳咬合和美学结果。修复空间设计可以在Clincheck设计期间，按照与固定矫治相同的原则进行修复空间设计规划[11]。对于将来需要进行贴面、冠或复合树脂修复的上颌侧切牙，医生可以在设计牙的终末位置时预留足够的修复空间以达到理想的修复效果（图4.5）。与固定矫治一样，修复空间的分配需要正畸医生与修复医生进行多学科协作来确定。

Bolton指数不调

上颌侧切牙过小可能导致上颌Bolton指数不调。Clincheck中的Bolton分析工具可用于方案设计过程中分析牙大小不调程度（图4.6）。开辟侧切牙理想修复空间时可能会导致前牙覆盖增加。在这种情况下医生可能需要关闭上颌侧切牙两侧间隙，"牺牲"理想的Ⅰ类咬合关系，在有过小牙的一侧形成尖对尖的Ⅱ类咬合关系（图4.7）。

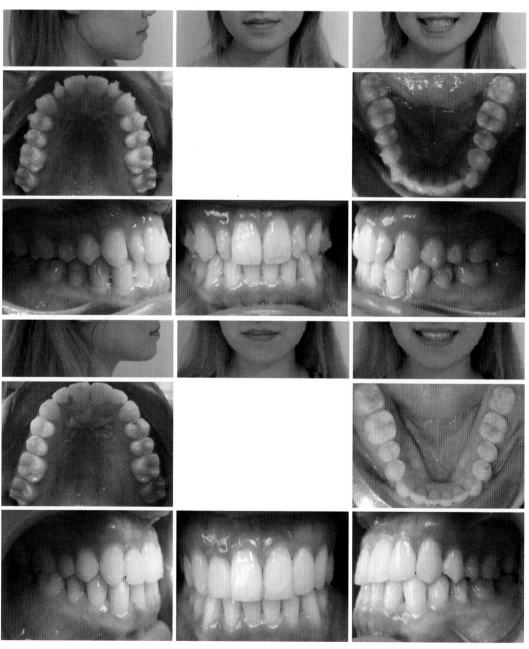

图4.5　过小的上颌侧切牙应排列到适当的位置以便将来行贴面或冠修复治疗。正畸医生应与修复医生进行多学科协作以获得最佳的美学效果。

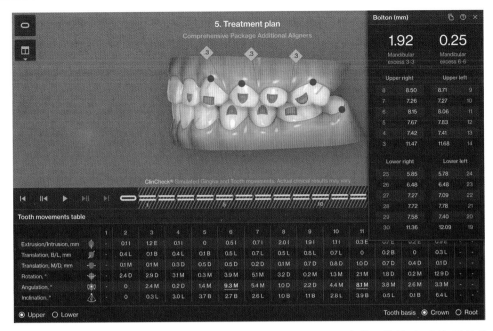

图4.6　Bolton分析功能是设计治疗计划的一种工具，可以辅助定位上颌侧切牙。在某些情况下，侧切牙的排列需要考虑将来的修复治疗。Bolton分析功能对于矢状向咬合关系的矫治也有一定的指导意义，当存在Bolton指数不调时，治疗结果会在矢状向咬合关系方面做出一定程度的妥协。

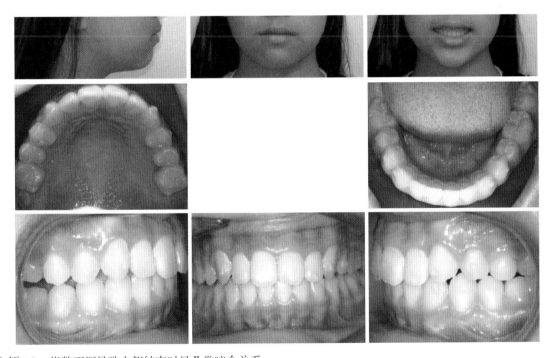

图4.7　上颌Bolton指数不调导致右侧结束时呈Ⅱ类咬合关系。

上颌侧切牙缺失

上颌尖牙埋伏阻生有时会破坏相邻侧切牙的牙根，以致需要拔除侧切牙。在这些情况下，医生可以设计用尖牙替代侧切牙关闭间隙，或者为将来种植修复预留足够间隙（图4.8）。当上切牙前突，后牙处于Ⅱ类关系时，关闭间隙是最佳选择，这样正好通过近移后牙和内收前牙关闭间隙并纠正切牙前突及Ⅱ类咬合关系[12]。代替切牙的尖牙应尽可能地考虑到其形状、颜色和牙龈水平以美学的方式排

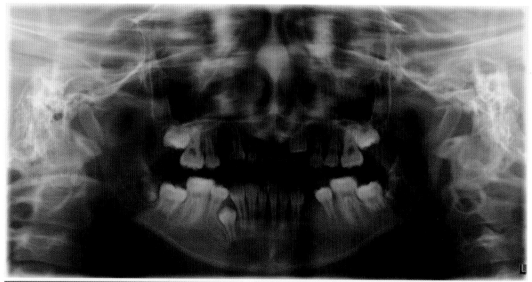

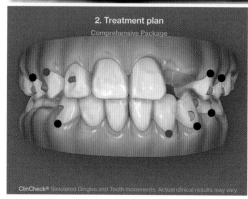
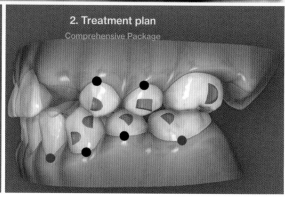

图4.8　患者J.L.接受了2个阶段的正畸治疗。Ⅰ期矫治包括快速上颌快速扩弓和高位头帽。Ⅰ期矫治后，观察到萌出的左上尖牙使左上侧切牙发生了牙根吸收。因此拔除左上侧切牙并计划用左上尖牙替代侧切牙。

列。理想情况下，这颗尖牙应与切牙形态相似：釉牙骨质界在唇舌侧及近远中处缩窄、侧面平坦[13]。为了模拟侧切牙，尖牙的牙龈边缘应较中切牙龈缘稍向切端移动。为了达到最佳的美学效果，正畸治疗后患者可能需要进行牙冠延长术以获得理想的牙龈轮廓，并进行树脂修复或瓷贴面修复治疗。

牙根竖直

成功竖直的要素——虚拟屋顶曲

研究表明，无托槽隐形矫治器在牙根控制和牙列整平方面不如固定唇侧矫治器[14]。

成功竖直牙根的基本要素包括：

1. 合理设计虚拟屋顶曲。
2. 优化附件设计。

虚拟屋顶曲允许牙冠移动的同时牙根发生移动。虽然Clincheck包含竖直倾斜牙的移动，但医生常常需要添加虚拟屋顶曲辅助竖直，以达到所需的牙根移动（图4.9）。设计虚拟屋顶曲能使牙根移动量增加，牙移动速度减慢，同时也会改变矫治分步并增加矫治器总数。

成功竖直的要素——附件设计

正确的附件设计是成功竖直牙齿的关键。在竖直尖牙或前磨牙时，建议医生保留优化控根附件，或者要求激活优化控根附件。设计软件通常不允许

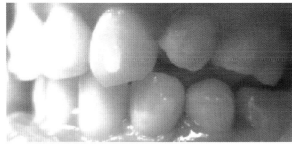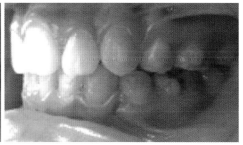

图4.9 在拔除上颌第一前磨牙的情况下，左上第二前磨牙和左上第一磨牙在间隙关闭时出现近中倾斜。在左上尖牙、左上第二前磨牙以及左上第一磨牙之间设计了虚拟屋顶曲以竖直这些牙齿。这将增加主动矫治器的总数，但可以使缺牙间隙两侧的牙齿产生更多的牙根移动。

直接放置优化控根附件。因此医生应该设计定向的常规固位附件来辅助竖直移动。例如，当竖直近中倾斜的左下前磨牙时，放置的垂直固位附件应使斜面朝向近中。这样的附件设计可以补充远中竖直力，使牙冠向远中移动，牙根向近中移动。类似的设计也可以应用于竖直倾斜的磨牙。对于缺少左下第二前磨牙的左下第一磨牙，可以放置一个斜面朝向近中的垂直固位附件以补充牙冠远中竖直力（图4.10）。

理论上，如前磨牙优化控根附件一样，成对出现、可产生一对力偶的附件，可以作为磨牙竖直的理想辅助工具（图4.11）。目前，这些成对的附件还不能用于磨牙。医生必须通过调整垂直附件的倾斜面来获得合适的力系统。

疗程

对于困难的竖直移动，设计虚拟屋顶曲将使矫治器总数量增加（图4.12）。医生应根据目前隐适美软件推荐的每步矫治器纠正2°的速率做适当分

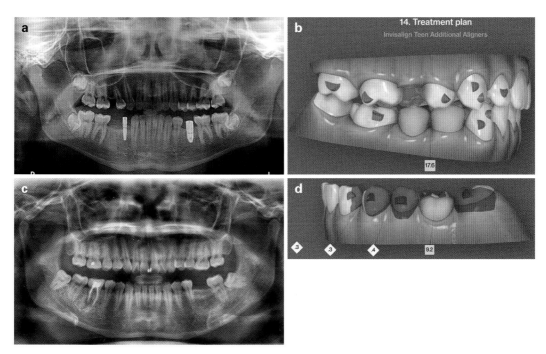

图4.10 （a和b）患者R.W.需要竖直右上第一磨牙和右上第一前磨牙，为上颌第二前磨牙的种植修复治疗创造足够的空间。两颗牙上的附件都设计朝向近中以补充根近中移动所需的远中竖直力。（c和d）患者J.X.需要竖直左下第二磨牙，为左下第一磨牙的种植修复创造足够的空间。附件设计朝向近中以补充远中竖直力。附件也略微辅助增强了磨牙的压低。

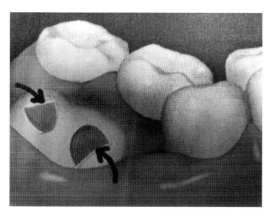

图4.11　为竖直近中倾斜的磨牙，理想的附件设计应该类似尖牙和前磨牙的优化控根附件，可以提供一对力偶。

步[15]。已有研究表明，保持矫治力在每步矫治器纠正2°以内可为牙周改建提供最适力[16-17]。

矫治器材料的包裹

矫治器材料的完全包裹是成功竖直牙齿的关键，对缺牙间隙两侧牙的竖直尤为如此。例如，如果要竖直缺失的左下第一磨牙旁边的左下第二磨牙，医生应该确保矫治器材料能完全包裹磨牙的近中面。这可通过在方案设计时要求左下第一磨牙的

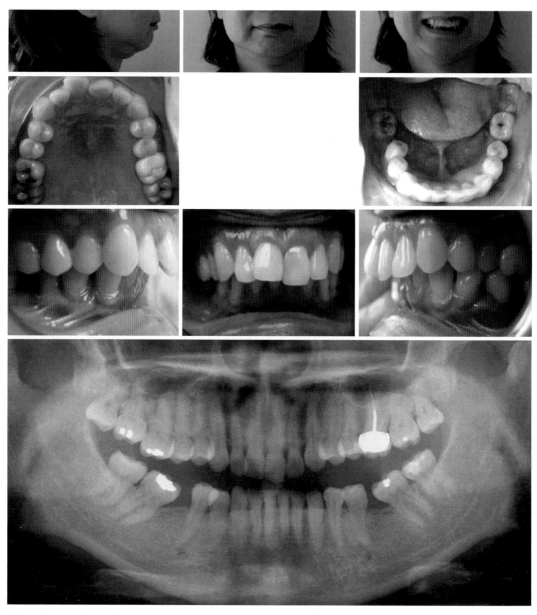

图4.12　在患者Y.C.右下第二前磨牙与右下第二磨牙之间加入一个虚拟屋顶曲以利于牙根竖直。随着虚拟屋顶曲的加入，牙根移动量也会增加，移动两颗牙齿所需的总矫治器数量增加到26步。通过一次矫治以及一次精细调整，正畸治疗为磨牙的种植修复创造了理想的空间。正畸治疗后，在缺失牙区植入了前磨牙大小的种植体进行修复。

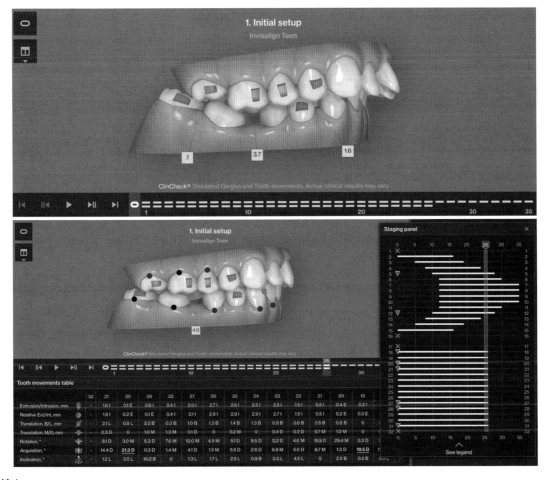

图4.12（续）

桥体设计为半尺寸来实现（一个全尺寸的桥体将无法完全包裹需要竖直的磨牙）（图4.13）。

竖直辅助装置

与实现困难的上颌侧切牙移动相似，竖直移动可以通过使用片段弓、颌间牵引或支抗钉等辅助装置作为补充。例如，对于近中倾斜的右下第一磨牙，可以在邻近的右下第二磨牙和第二前磨牙上粘接托槽，在隐形矫治期间使用片段弓排齐（图4.14）。也可以在对颌磨牙上设置精密切割并佩戴橡皮圈进行伸长移动。或者在倾斜磨牙的近中颊侧植入支抗钉，通过连接支抗钉上的片段弓对倾斜磨牙施加近中竖直的力。

拔牙病例中的牙根竖直

在拔牙病例中，邻近拔牙间隙的牙齿常表现出比预期更大的近远中倾斜。例如，拔除上颌第一前磨牙，患者的上颌第二前磨牙和上颌第一磨牙通常表现出比预期更大的近中倾斜（图4.15）[4]。因此，医生经常需要对拔牙间隙附近的前磨牙和磨牙进行竖直（我们将在第9章进一步讨论拔牙矫治）。上述竖直牙齿的原则，包括使用优化控根附件或调整过的垂直固位附件，也同样适用于竖直拔牙矫治过程中出现非预期的牙齿倾斜。

Ⅱ类错𬌗畸形矫治中的竖直移动

在Ⅱ类错𬌗畸形矫治中，上颌尖牙近中倾斜会导致后牙Ⅱ类关系。因此对于Ⅱ类错𬌗畸形的矫治

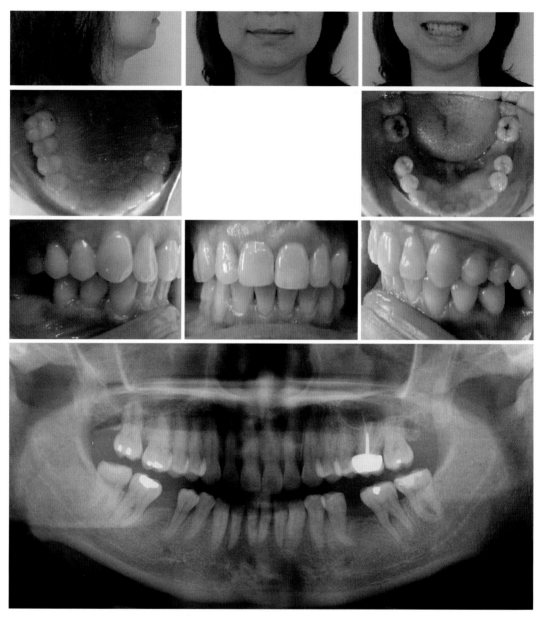

图4.12（续）

来说，上颌尖牙的竖直很重要。这种移动可以通过G4优化控根附件和Ⅱ类牵引辅助实现（图4.16）。

同样，在安氏Ⅱ类2分类错𬌗畸形矫治中，上颌中切牙转矩纠正不足可导致远中咬合关系[18]。压力嵴的使用增加了纠正切牙转矩的精确度，有利于舌倾上切牙的竖直[19]。与之相反，竖直唇倾的上切牙是成功治疗安氏Ⅱ类1分类错𬌗畸形的关键。医生应注意不要过度内收上切牙。转矩可以通过合理使用压力嵴来控制，避免过度使用Ⅱ类牵引并合理规划切牙的内收角度。

简化复杂牙移动

无托槽隐形矫治在上颌侧切牙的控制和牙齿竖直方面仍面临挑战。最近的临床试验表明，尽管有过去10年的技术进步，上述两个方面仍然存在问题。与舌倾等其他类型的牙移动相比，这两种移动都表现出较低的实现率。

通过合理使用附件，结合如过矫治和虚拟屋顶曲等力学补偿，以及配合使用片段弓、支抗钉和弹性牵引等辅助装置，医生设计的这些牙移动将更精确，治疗也会更成功。上颌侧切牙的排列取决于

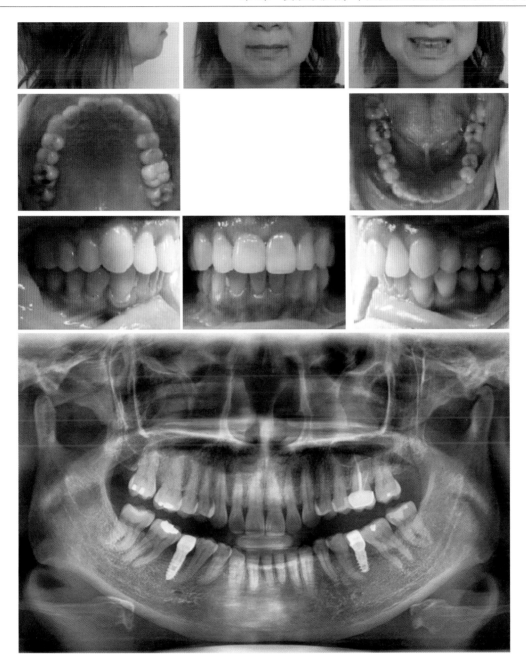

图4.12（续）

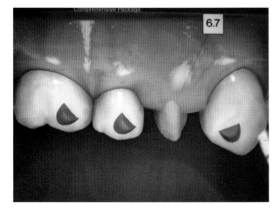

图4.13　在需要竖直的前磨牙旁边设计半尺寸桥体，保证隐形矫治器完全包裹需要竖直的牙，从而提高牙移动的精确度。

各种因素，如牙齿大小、牙齿形状和牙龈形态，这些因素在治疗计划和Clincheck方案设计阶段都需要考虑。

牙齿竖直不仅局限于倾斜的前磨牙和邻近拔牙间隙的磨牙，也适用于舌倾的上切牙、近中倾斜的尖牙和因缺牙而倾斜的牙齿。竖直倾斜的尖牙和舌倾的上切牙可以帮助纠正Ⅱ类咬合关系，是成功治疗Ⅱ类错𬌗畸形的基石。

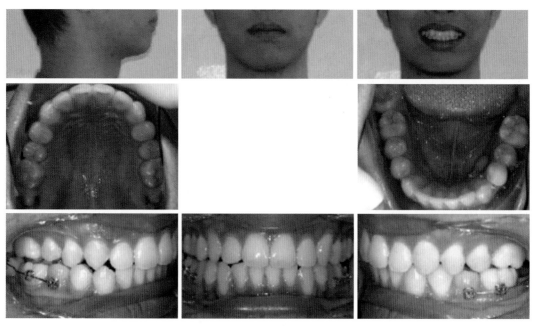

图4.14 片段弓可以配合无托槽隐形矫治器进行复杂的竖直移动。本病例中，在下颌第二前磨牙、下颌第一磨牙和下颌第二磨牙上粘接托槽竖直第一磨牙。

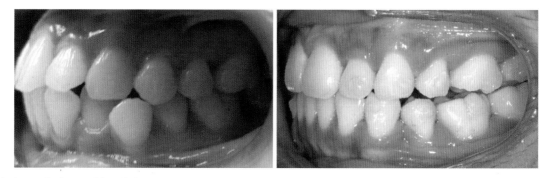

图4.15 患者C.Y.拔除了4颗第一前磨牙以解除上下牙弓拥挤并改善双颌前突。初期矫治后，拔牙间隙两侧的上下后牙均出现了比软件设定更加明显的近中倾斜。这些前磨牙和磨牙必须通过辅助装置或附加矫治器精细调整来竖直。

参考文献

[1] Kravitz ND, Kusnoto B, BeGole E, Obrez A, Agran B. How well does Invisalign work? A prospective clinical study evaluating the efficacy of tooth movement with Invisalign. Am J Orthod Dentofac Orthop. 2009;135(1):27–35.

[2] Haouili N, Kravitz ND, Vaid NR, Ferguson DJ, Makki L. Has Invisalign improved? A prospective follow-up study on the efficacy of tooth movement with Invisalign. Am J Orthod Dentofac Orthop. 2020;158(3):420–5.

[3] Papadimitriou A, Mousoulea S, Gkantidis N, Kloukos D. Clinical effectiveness of Invisalign® orthodontic treatment: a systematic review. Prog Orthod. 2018;19(1):37.

[4] Dai FF, Xu TM, Shu G. Comparison of achieved and predicted tooth movement of maxillary first molars and central incisors: first premolar extraction treatment with Invisalign. Angle Orthod. 2019;89(5):679–87.

[5] Krieger E, Seiferth J, Marinello I, Jung BA, Wriedt S, Jacobs C, et al. Invisalign® treatment in the anterior region were the predicted tooth movements achieved? J Orofac Orthop. 2012;73(5):365–76.

[6] Bowman SJ, Celenza F, Sparaga J, Papadopoulos MA, Ojima K, Lin JC. Creative adjuncts for clear aligners, part 3: extraction and interdisciplinary treatment. J Clin Orthod. 2015;49(4):249–62.

[7] Djeu G, Shelton C, Maganzini A. Outcome assessment of Invisalign and traditional orthodontic treatment compared with

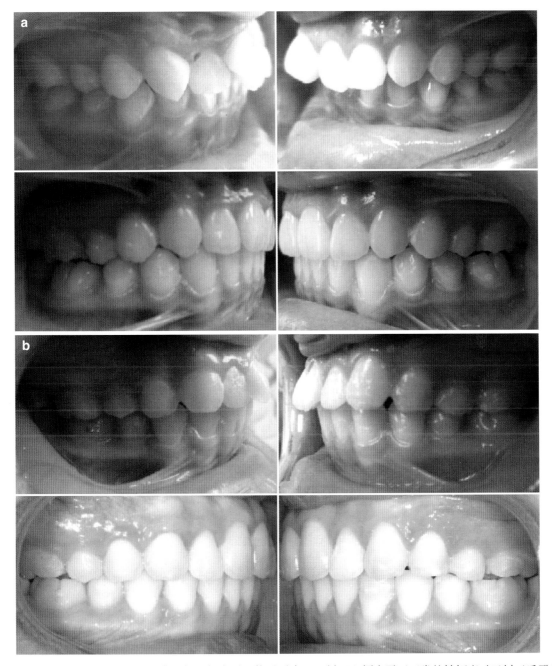

图4.16　（a和b）以上2个病例表明竖直上颌双侧尖牙可使后牙直立。纠正上颌尖牙至正常的轴倾度对于纠正后牙Ⅱ类关系至关重要。

the American Board of Orthodontics objective grading system. Am J Orthod Dentofac Orthop. 2005;128:292–8.

[8] Align Technology. https://investor.aligntech.com (2020). Accessed 12 Feb 2021.

[9] Kravitz ND, Kusnoto B, Agran B, Viana G. Influence of attachments and interproximal reduction on the accuracy of canine rotation with Invisalign. A prospective clinical study. Angle Orthod. 2008;78:682–7.

[10] Hua F, He H, Ngan P, Bouzid W. Prevalence of peg-shaped maxillary permanent lateral incisors: a meta-analysis. Am J Orthod Dentofac Orthop. 2013;144(1):97–109.

[11] Norris RA, Brandt DJ, Crawford CH, Fallah M. Restorative and Invisalign: a new approach. J Esthet Restor Dent. 2002;14(4):217–24.

[12] Profitt WR, Fields HW, Sarver DM. Contemporary orthodontics. 5th ed. St. Louis: Elsevier; 2013. p. 455.

[13] Kokich VO Jr, Kinzer GA. Managing congenitally missing lateral incisors. Part I: canine substitution. J Esthet Restor Dent. 2005;17(1):5–10.

[14] Pavoni C, Lione R, Laganà PC. Self-ligating versus Invisalign: analysis of dento-alveolar effects. Ann Stomatol (Roma). 2011;2(1–2):23–7.

[15] Dickerson TE. Invisalign with Photobiomodulation: optimizing tooth movement and treatment efficacy with a novel self-assessment algorithm. J Clin Orthod. 2017;51(3):157–65.

[16] Cortona A, Rossini G, Parrini S, Deregibus A, Castroflorio T. Clear aligner orthodontic therapy of rotated mandibular round-shaped teeth: a finite element study. Angle Orthod. 2020;90(2):247–54.

[17] Profitt WR, Fields HW, Sarver DM. Contemporary orthodontics. 5th ed. St. Louis: Elsevier; 2013. p. 295.

[18] Andrews LF. The six keys to normal occlusion. Am J Orthod. 1972;62(3):296–309.

[19] Simon M, Keilig L, Schwarze J, Jung BA, Bourauel C. Treatment outcome and efficacy of an aligner technique--regarding incisor torque, premolar derotation and molar distalization. BMC Oral Health. 2014;14:68. Published 2014 Jun 11. https://doi.org/10.1186/1472-6831-14-68.

第5章　邻面去釉

Interproximal Reduction

目录

邻面去釉

邻面去釉（Interproximal reduction，IPR）是无托槽隐形矫治中间隙获得与牙弓形态调整的主要方法。IPR包括相邻两颗牙的触点区牙釉质去除与形态修整。1944年，Ballard医生为治疗下前牙拥挤，首次将IPR作为临床上获得间隙的方法使用[1]。随后Hudson、Paskow、Jack Sheridan等医生将之改良为使用空气马达驱动的IPR技术，Don Tuverson与Bjorn Zachrisson医生则建议采用有弹性的金钢砂圆盘进行操作[2]。在现代正畸临床实践过程中，IPR技术也进一步发展，现有技术包括手动带孔金属片切条、IPR车针、扭转片切盘，以及装在反角手机上使用的双面片切条等。

IPR最初是作为前牙轻度拥挤的治疗措施在临床上使用，但现在其应用范围已逐步扩大。当医生通过诊断认为排齐牙列、解除拥挤需要拔牙减数时，IPR被认为是一种可行的拔牙矫治替代方案[3]。IPR也被认为是纠正安氏Ⅱ类及安氏Ⅲ类错殆畸形的重要手段。它也可以减轻由前牙或全牙列Bolton指数不调带来的咬合不良[4]。不对称IPR可用于纠正中线偏斜。IPR也可用于内收唇倾的前牙，在一些病例中它也可用于维持前牙位置及尖牙间宽度的同时解除牙列拥挤。IPR还可用于增加邻触点面积使牙龈"黑三角"向龈方移动，从而达到改善牙龈"黑三角"的效果。

巧妙的IPR设计对于获得成功的无托槽隐形矫治至关重要。方案设计中包含充分的IPR，对于有效纠正类似尖牙扭转等困难牙移动、安氏Ⅱ类与Ⅲ类错殆畸形、拥挤非拔牙的临界病例都很关键。

精确实施IPR对于保证牙套序列更换过程中的贴合度，以及达成预期牙移动效果也很关键[3]。研究表明，选择正确的工具及技术能更精确地实施IPR，减少不必要的重复片切，避免产生包括牙根吸收在内的并发症。

本章将讨论IPR在无托槽隐形矫治纠正牙列拥挤、矢状向不调及中线偏斜中的适应证。详细描述如何精确实施IPR，总结在简单及复杂病例中IPR的设计要点。

IPR的适应证

解除牙列拥挤

IPR最主要的适应证是解除牙列拥挤。在非拔牙病例中，巧妙的IPR设计可以减小排齐牙列过程中切牙唇向移动及倾斜，从而减少由此带来的牙周损伤及远期稳定性不佳等问题[5]。目前的隐形矫治设计软件，不论是隐适美、3M、Suresmile或uLab品牌，都允许医生在整个疗程中设计IPR的牙位、数量及开始的时机[6]。

设计IPR也能减小拔牙矫治的可能性，对临界病例而言更是如此（图5.1）。牙列排齐整平需要的间隙量大于8mm被认为是IPR的禁忌证[2]。

在临界病例中，医生可以在开始矫治前通过数字化治疗模拟，对比拔牙与非拔牙的矫治方案。

矫治安氏Ⅱ类及安氏Ⅲ类错𬌗畸形

安氏Ⅱ类错𬌗畸形的矫治措施之一是上颌磨牙远移。Rossini等研究发现，当上颌磨牙远移量为1.5mm时，其牙移动实现率高达88%（然而2021年一项关于隐形矫治治疗安氏Ⅱ类错𬌗畸形效率的研究对此结果提出了争议）[7-8]。有选择性地设计IPR，将其作为磨牙远移的补充，可以提高安氏Ⅱ类错𬌗畸形的矫治效率，在那些治疗中观察到磨牙远移实现不佳的病例中更是如此。例如，磨牙远移的病例中，医生可以在后牙段设计0.5mm IPR（自上颌尖牙远中开始），在前牙段设计0.3mm IPR（上颌一侧尖牙近中邻面至另一侧尖牙近中邻面之间）。这样的设计也符合上切牙间IPR量不超过0.3mm、下切牙间不超过0.2mm、前磨牙与磨牙间不超过0.6mm的临床建议[2]。如此设计通过IPR合计获得4.5mm间隙，通过磨牙远移每侧可获得1~2mm间隙，利用上述间隙可纠正前牙深覆盖及磨牙Ⅱ类关系（图5.2）。

在一些病例中需要设计更多的磨牙远移，例如磨牙Ⅱ类关系错位超过2mm的病例。在以上病例的治疗方案设计中，以后牙段广泛的IPR为补充的磨牙整体远移（整个后牙区段同时远移）取代了磨牙序列远移设计（每颗后牙单独远移）。前一种设计方案可以减少治疗时间并增加上颌磨牙远移的实现率（图5.3）。

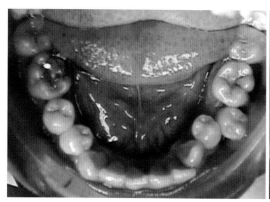 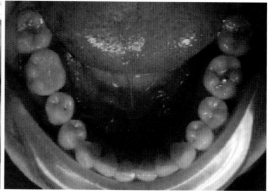

图5.1　在临界病例中，谨慎地设计并实施IPR，可以在解除严重牙列拥挤的同时减小不必要的下颌尖牙间宽度增加，维持正常的下前牙唇舌向倾斜度。

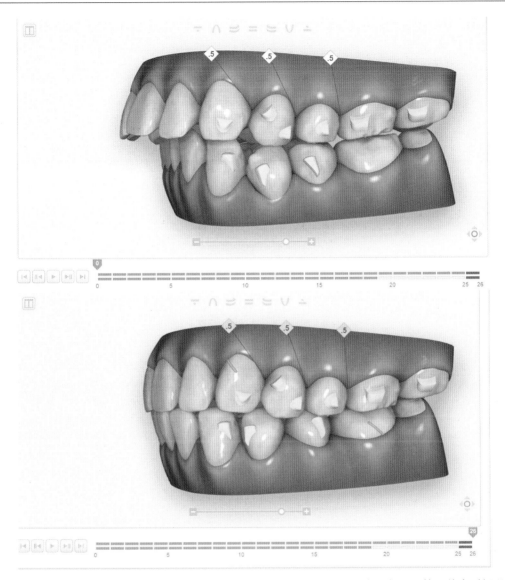

图5.2 左侧后牙设计了1~2mm远移。左上尖牙与左上第一前磨牙间、左上第一前磨牙与左上第二前磨牙间以及左上第二前磨牙与左上第一磨牙间每个邻触点均设计了0.5mm IPR。这样的设计方案可以纠正左侧尖牙关系至Ⅰ类，改善上切牙的倾斜度，纠正前牙覆盖至正常。

在方案设计中增加IPR也可以提高安氏Ⅲ类错殆畸形矫治的效果。在非拔牙病例中IPR的使用可以辅助内收下前牙。对于轻至中度安氏Ⅲ类错殆畸形，医生可以根据间隙需求设计下前牙区每个邻触点不超过0.2mm（自下颌一侧尖牙近中邻面至另一侧尖牙近中邻面），后牙区不超过0.5mm的IPR（自下颌尖牙远中邻面开始）。一些伴牙列重度拥挤的安氏Ⅲ类错殆畸形病例，或非手术掩饰治疗的骨性Ⅲ类错殆畸形病例可能需要设计拔牙矫治，同时配合IPR以获得理想的治疗结果。例如，一个下牙列中度拥挤伴前牙中度反殆的患者，可能的治疗方案为拔除一颗错位于牙弓之外的下切牙，配合IPR排齐牙列并纠正前牙覆盖至正常（图5.4）。合理的IPR设计，可使均面型或短面型、轻度矢状向不调、4~6mm牙列拥挤、软组织面型正常、无骨性横向不调的成人安氏Ⅲ类患者进行正畸掩饰治疗时，获得较理想的治疗效果[9]。

牙齿大小不协调

研究显示，在被调查人群中20%~30%的人有前牙Bolton指数不调，5%~14%的人有全牙列Bolton

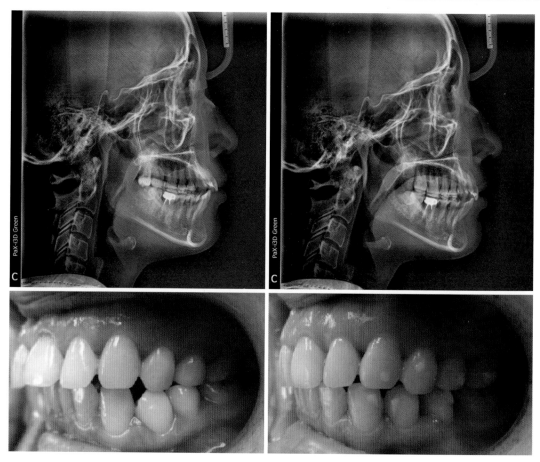

图5.3   通过磨牙整体远移及后牙段IPR纠正前牙深覆盖及尖牙、磨牙尖对尖Ⅱ类关系。总疗程13个月。

指数不调[10]。可通过设计下牙列的IPR来代偿上牙弓长度过短，从而纠正Bolton指数不调（图5.5）。同前所述，Bolton指数可以在Clincheck软件或绝大多数模型测量分析软件中即时获取。对前牙异常宽大的病例（过大牙）医生可以考虑更大量的IPR，以减小牙齿宽度使上下颌前牙区牙弓长度协调，建立更理想的前牙覆𬌗覆盖关系[2]。

竖直前牙

对于安氏Ⅱ类1分类错𬌗畸形或双颌前突的病例，IPR在纠正前牙唇倾中很关键。类似前述安氏Ⅱ类错𬌗畸形的矫治方案，可通过上颌磨牙远移配合IPR来纠正上前牙的唇倾。医生可在上下颌前牙区每个邻触点设计不超过0.3mm的IPR，后牙区不超过0.5mm的IPR，用于前牙内收。前牙唇倾的纠正可配合使用颌间牵引（Ⅱ类牵引用于竖直上前牙，Ⅲ类牵引用于竖直下前牙）。与其他类型的牙移动相比，无托槽隐形矫治器可以更精确地实现唇舌向倾斜移动[11]。然而，医生需要避免过度IPR并密切观察颌间牵引的使用，以避免过度内收前牙。

协调中线

轻度中线偏斜可以在中线需移动侧设计不对称IPR来纠正（图5.6）。固定矫治常用的斜形牵引可用于无托槽隐形矫治方案设计中，作为非手术治疗轻度中线偏斜的补充[12]。单侧Ⅱ类或Ⅲ类牵引，或是前牙区的斜形牵引都需要在隐形牙套对应位置设计精密切割。

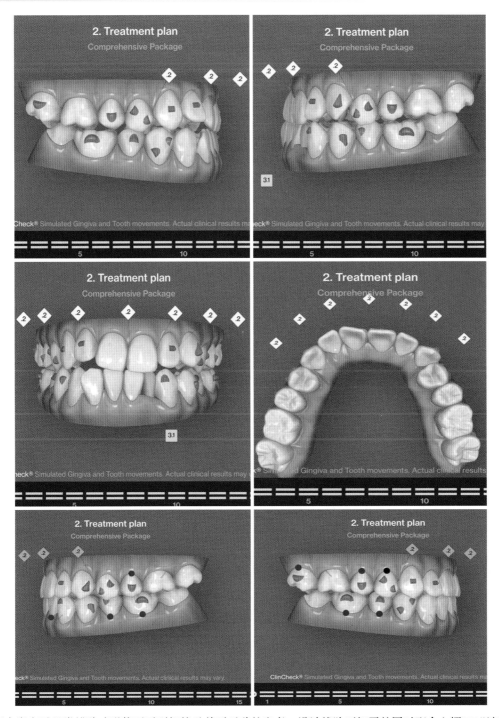

图5.4 对轻至中度安氏Ⅲ类错𬌗畸形伴下牙列拥挤及前牙反𬌗的患者，设计拔除下切牙的同时配合上颌IPR以解除牙列拥挤。上颌IPR可使上前牙内收，从而建立理想的前牙覆盖。

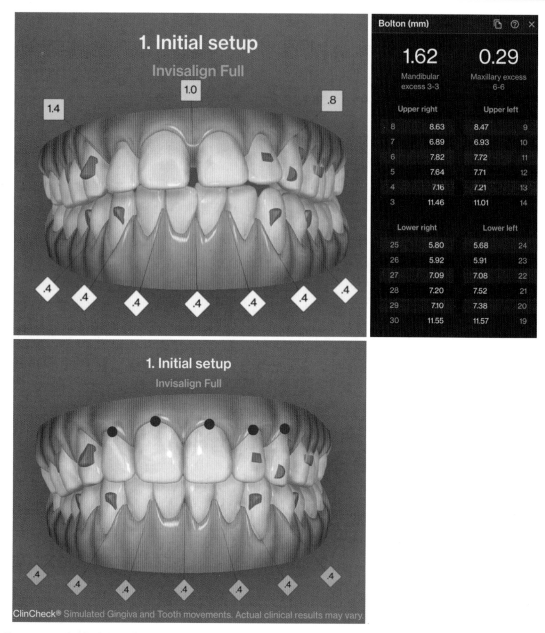

图5.5 患者H.Z.，上牙弓长度相对偏短导致的Bolton指数不调，通过设计下牙列的IPR得以纠正。充分的IPR设计可排齐下牙列，内收上前牙关闭间隙并建立理想的前牙覆盖关系。

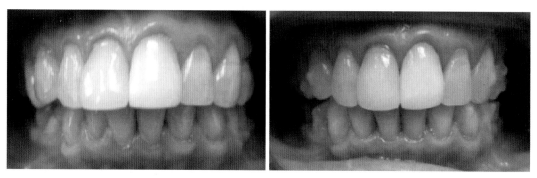

图5.6 不对称IPR可以精确地纠正中线偏斜。在上面的病例中，下颌左侧不对称IPR使下中线向左侧移动。通过上颌IPR内收上前牙建立正常前牙覆盖关系。

牙龈"黑三角"

研究发现"黑三角"的病因涉及多个因素，包括牙齿邻间隙、牙槽嵴顶与牙触点之间的距离、牙龈生物学类型、年龄、牙周疾病、根平行度及牙齿形态等[13]。正畸治疗可通过多种方式减小"黑三角"。正畸牙移动可以紧密牙齿邻触点，减小牙槽嵴顶与牙触点距离，从而减小"黑三角"。改善牙根平行度也对牙龈乳头重建有益[14]。IPR通过增加邻面接触面积，使触点更接近牙龈方向从而减小"黑三角"（图5.7）。

保持

一些临床证据表明在长期随访病例中IPR可以作为加强保持及稳定性的方法[15]。稳定性的加强可能是由触点面积增大及减小颊向扩弓所致。

IPR技术

临床精确实施设计的IPR对获得理想的牙移动及成功的治疗结果至关重要。近期关于无托槽隐形矫治IPR的研究表明，IPR临床实施的频繁程度与设计量并不相关[5]。在多数病例中，IPR的实施量小于设计量[5]。一项最近的研究项目发现，远中邻面的IPR实施量与设计量不一致，往往较近中邻面更多；从牙位来看，下颌尖牙IPR的实施量与设计量不一致程度最大[16]。笔者认为后述情况的原因是尖牙常位于难以操作的位置，例如唇向错位、远中扭转或触点过紧。

影响IPR临床实施精确度的因素多样，包括牙相关因素：牙釉质硬度、牙形态、牙位置；操作相关因素：选用的技术、实施中的压力、磨除面的硬度及粒度、操作时间、术者经验和精确的间隙分析[17]。值得一提的是，研究中提出不同的技术对IPR实施的精确度有影响[16]。目前，有以下4种主要的IPR实施方法[1]：

1.手机配合碳化钨钢车针或金刚砂车针片切法。

2.手机配合金刚砂片切条。

3.手机或反角手机配合金刚砂片切盘。

4.使用金属片切条手动片切法。

研究显示，使用金属片切条手动片切（方法4）费时、费力且难操作，在后牙触点操作时尤甚。近期的研究发现，相较于使用手机配合车针或金刚砂片切条，使用金属片切条手动片切法的IPR的实施量与设计量差异更大[16]。这个结果可能是由于手动法操作过于费力。同时，将片切条强置于触点时，邻牙牙周膜暂时地被推动，导致邻面牙釉质去除量可能被高估。

因为精确度高、无痛，车针片切法的接受度更好。车针片切确实存在釉面磨除后留下邻面粗糙

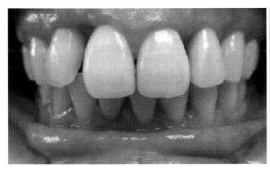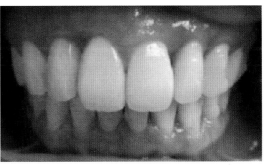

图5.7　下前牙IPR使触点面积增大，触点位置向龈方移动，牙龈"黑三角"减小到最少。

的问题。这些邻面可通过手动抛光条或细的金刚砂车针进行抛光。配合手机使用的金刚砂片切盘在口内使用时距离患者唇颊部位较近，有软组织损伤风险。片切盘也容易造成悬突和过度切割牙釉质，导致如菌斑附着增加、患龋及患牙周疾病等并发症的风险增加。

在前牙区使用手机配合正畸片切砂条进行序列片切，在后牙区使用手机配合车针进行片切可以使IPR的实施精确又安全。在前牙区邻触点可以通过使用0.1mm厚的正畸片切条松解开。随后医生可以依次使用0.2mm、0.3mm正畸片切条对釉质进行去除直至设计的IPR量达成。在后牙区段，使用0.5mm的车针可以精确完成牙釉质去除。在前牙及后牙区段，最后使用正畸片切条可以使被磨除后的釉面平整。IPR尺可以用于测量每个位点牙釉质去除量。通常不会故意实施比设计量更多的IPR，因为如果需要更多的IPR可以在精细调整阶段设计。如图5.8所示，IPR尺用于测量IPR量以提高IPR实施的精确度。拍摄咬翼片可以检查邻面是否存在不必要的悬突或粗糙之处。最后，医生在实施IPR后，应给患者使用氟制剂以防止磨除的釉面脱矿，各种类型的氟制剂均可，如Gel-Kam等的氟保护漆、含氟漱口水或含氟溶液等[18]。

设计IPR的要点

往复移动与IPR

在包含IPR的隐形矫治方案中通常会设计额外的牙移动，改善难以实施临床操作的触点位置。在这些病例中被额外移动的牙齿最终会移回治疗的目标位置，因此会产生牙齿的往复移动。一项近期的研究表明，相较于无往复移动的设计，轻微的往复移动可以提高IPR的精确性，但该差异没有统计学意义[16]。往复移动增加了治疗时间及不必要的牙移动和牙根吸收的风险。医生应谨慎设计往复移动，旨在提高IPR实施精确度的同时，应做到往复移动

量最小化。使用金刚砂车针及正畸片切条可以提高操作灵活度，更适应于片切难以操作的邻间隙，从而使由于IPR设计实施所产生的往复移动降到最低。另一个代替往复移动的方法是在特别紧密或牙错位明显的触点实施IPR前使用分牙器，这个方法被如Bjorn Zachrisson等很多早期使用IPR的医生所提倡[19]。医生在紧密的邻面间使用1~2周分牙器后实施IPR，以此来降低操作难度、提高精确度。

IPR的时机

完成IPR操作的那次复诊是整个治疗过程中最为重要的复诊之一，因为这会影响到牙移动的实现率，以及序列更换牙套后的贴合度。一般来说，为了提高患者舒适度应该在一次复诊中完成全部的IPR，而不是在整个治疗过程中分散实施。这需要选用可在难操作区域实施IPR的方法。应当在复诊时为IPR的操作预留充足的时间，临床操作应该由医生完成而不是卫生士或助手。

IPR的长期预后

一些医生认为IPR可能对牙周组织造成损伤，并认为这是IPR的后遗症。Vanarsdall Jr.使用猴进行实验研究，发现应该尽量避免对牙周附着正常的患者实施IPR，后牙区段尤甚[20]。Vanarsdall Jr.宣称IPR可能导致附着丧失、嵴间骨量丧失以及根平行度变差。然而也有一系列研究反对这样的观点。特别值得注意的是，一项随访10年的研究发现IPR不会引起牙周组织破坏[21]。最近的研究发现，对牙周疾病高风险的患者采用配合IPR的无托槽隐形矫治后，嵴间骨量有少量增加（但这种增加与是否采用IPR无关）[22]。

也有学者担心IPR可能导致患龋风险增加，特别是对于那些实施了IPR的牙位而言。近期的文献提示龋病风险不受IPR影响[23]。另一篇综述显示实施了IPR的牙面与完整牙面相比，其龋病发病率并无差异[24]。

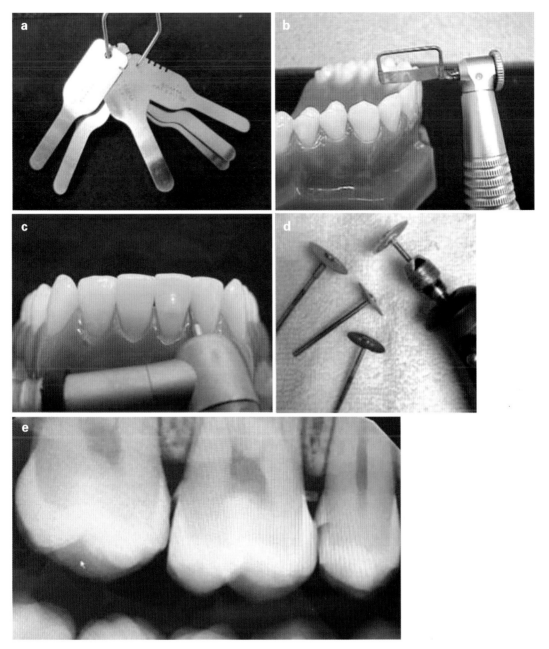

图5.8 （a）IPR尺可用于测量设计的IPR量是否达成。它的使用提高了IPR的精确度。（b）在前牙及后牙区段，正畸片切条配合低速反角手机可以完成精确的IPR。片切条的厚度为0.1～0.5mm。（c）不论位于前牙区或后牙区，即使在重度拥挤的位置0.5mm的金刚砂车针也能完成0.5mm的IPR。完成片切的邻面可用手动金属片切条或正畸抛光条进行平整。（d）金刚砂片切盘难以操作，并且有唇颊软组织损伤风险。片切盘也有造成不必要的悬突及牙釉质过度切割的风险。（e）咬翼片显示使用金刚砂片切盘由于切割角度不足造成的悬突，这增加了患者患牙周疾病及龋病的风险。

IPR在隐形矫治中的回顾

我们观察到无托槽隐形矫治中IPR的使用明显比固定矫治更多（尽管在固定矫治中也时常使用IPR），其应用主要是作为对无托槽隐形矫治中磨牙远移和拔牙矫治实现率相对较低的一种补偿方案。医生不论采用哪种矫治器，使用IPR的原则应该一致，即应合理并安全地设计IPR，使其保持在健康的牙釉质去除及牙移动范围内，避免设计不必要的往复牙移动。

参考文献

[1] Rao V, George AM, Sahu SK, Krishnaswamy NR. Surface roughness evaluation of enamel after various stripping methods by using profilometer. Arch Oral Sci Res. 2011;1:190–7.

[2] Lapenaite E, Lopatiene K. Interproximal enamel reduction as a part of orthodontic treatment. Stomatologija. 2014;16(1):19–24.

[3] Kalemaj Z, Levrini L. Quantitative evaluation of implemented interproximal enamel reduction during aligner therapy: a prospective observational study. Angle Orthod. 2021;91(1):61–6.

[4] Pindoria J, Fleming PS, Sharma PK. Inter-proximal enamel. Br Dent J. 2016;221(12):757–63.

[5] De Felice ME, Nucci L, Fiori A, Flores-Mir C, Perillo L, Grassia V. Accuracy of interproximal enamel reduction during clear aligner treatment. Prog Orthod. 2020;21(1):28.

[6] Kravitz ND, Kusnoto B, BeGole E, Obrez A, Agran B. How well does Invisalign work? A prospective clinical study evaluating the efficacy of tooth movement with Invisalign. Am J Orthod Dentofac Orthop. 2009;135(1):27–35.

[7] Rossini G, Parrini S, Castroflorio T, Deregibus A, Debernardi CL. Efficacy of clear aligners in controlling orthodontic tooth movement: a systematic review. Angle Orthod. 2015;15:881–9.

[8] Patterson BD, Foley PF, Ueno H, Mason SA, Schneider PP, Kim KB. Class II malocclusion correction with Invisalign: is it possible? Am J Orthod Dentofac Orthop. 2021;159(1):e41–8.

[9] Profitt WR, Fields HW, Sarver DM. Contemporary orthodontics. 5th ed. St. Louis: Elsevier; 2013. p. 698.

[10] Othman SA, Harradine NW. Tooth-size discrepancy and Bolton's ratios: a literature review. J Orthod. 2006;33(1):45–51.

[11] Haouili N, Kravitz ND, Vaid NR, Ferguson DJ, Makki L. Has Invisalign improved? A prospective follow-up study on the efficacy of tooth movement with Invisalign. Am J Orthod Dentofac Orthop. 2020;158(3):420–5.

[12] Janson G, de Freitas MR, Araki J, Franco EJ, Barros SE. Class III subdivision malocclusion corrected with asymmetric intermaxillary elastics. Am J Orthod Dentofac Orthop. 2010;138(2):221–30.

[13] Ziahosseini P, Hussain F, Millar BJ. Management of gingival black triangles. Br Dent J. 2014;217(10):559–63.

[14] Salama H, Salama M. The role of orthodontic extrusive remodelling in the enhancement of soft and hard tissue profiles before implant placement: a systematic approach to the management of extraction site defects. Int J Periodontics Restorative Dent. 1993;13:312–33.

[15] Boese LR. Fiberotomy and reproximation without lower retention, nine years in retrospect: part I. Angle Orthod. 1980;50:88–97.

[16] Kalemaj Z, Levrini L. Quantitative evaluation of implemented interproximal enamel reduction during aligner therapy. Angle Orthod. 2021;91(1):61–6.

[17] Danesh G, Hellak A, Lippold C, Ziebura T, Schafer E. Enamel surfaces following interproximal reduction with different methods. Angle Orthod. 2007;77(6):1004–10.

[18] Vicente A, Ortiz Ruiz AJ, González Paz BM, García López J, Bravo-González LA. Efficacy of fluoride varnishes for preventing enamel demineralization after interproximal enamel reduction. Qualitative and quantitative evaluation. PLoS One. 2017;12(4):e0176389.

[19] Tuverson DL. Anterior interocclusal relations. Parts I and II. Am J Orthod. 1980;78:361–93.

[20] Bishara SE. An interview with Robert L. Vanarsdall, Jr. World J Orthod. 2004;5:74–6.

[21] Zachrisson BU, Nyøygaard L, Mobarak K. Dental health assessed more than 10 years after interproximal enamel reduction of mandibular anterior teeth. Am J Orthod Dentofac Orthop. 2007;131(2):162–9.

[22] Hellak A, Schmidt N, Schauseil M, Stein S, Drechsler T, Korbmacher-Steiner HM. Influence on interradicular bone volume of Invisalign treatment for adult crowding with interproximal enamel reduction: a retrospective three-dimensional cone-beam computed tomography study. BMC Oral Health. 2018;18(1):103.

[23] Jarjoura K, Gagnon G, Nieberg L. Caries risk after interproximal enamel reduction. Am J Orthod Dentofac Orthop. 2006;130(1):26–30.

[24] Koretsi V, Chatzigianni A, Sidiropoulou S. Enamel roughness and incidence of caries after interproximal enamel reduction: a systematic review. Orthod Craniofac Res. 2014;17(1):1–13.

第6章 打开咬合的困境

Dilemmas in Bite Opening

目录

深覆𬌗矫治面对的挑战

深覆𬌗矫治一直是无托槽隐形矫治的难点之一。一项2017年的研究显示，无托槽隐形矫治的实际咬合打开量仅1.5mm，相较于固定矫治其矫治效能还远远不足[1]。无托槽隐形矫治在打开咬合方面的局限性主要在于压低前牙及伸长后牙的效果不佳，无托槽隐形矫治在压低后牙并伸长前牙以改善开𬌗方面的能力明显更好[2]。在拔牙矫治中这样的垂直向控制能力会使治疗更困难，因为间隙关闭过程伴随着咬合加深。从创立之初，隐适美就加入了一系列增加深覆𬌗矫治效果的功能改良。2013年，隐适美上线了包含优化深覆𬌗矫治附件及压力区的G5矫治方案，以改善牙列整平中前磨牙伸长及前牙压低的效果[3]。同时这个矫治方案还可以在上前牙舌侧放置精密咬合导板，以辅助压低下前牙及打开后牙咬合[3]。2020年末，隐适美又推出了以提高咬合打开效能为主的G8功能套件。其中主要包括压低时在前牙牙套上设计专门的压力区，以控制加力并消除不必要的牙移动[4]。

尽管矫治器性能有限，经过合理设计的无托槽隐形矫治并配合支抗钉及颌间牵引等辅助措施，可以有效地进行垂直向控制，成功地纠正深覆𬌗及开𬌗。研究表明，采用G5矫治方案以及𬌗曲线整平过矫治设计，可以获得良好的深覆𬌗矫治效果[5]。本章将讨论矫治深覆𬌗面临的挑战、矫治方案的设计、矫治轻度至重度深覆𬌗的生物力学设计。

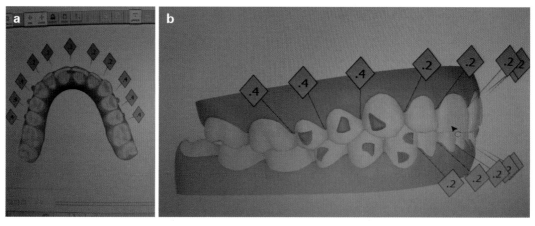

图6.1　（a）G5矫治方案包括在上颌中切牙及侧切牙或包括上颌尖牙在内的全部上前牙舌侧放置平面导板。（b）G5矫治方案还包括放置于右上第二前磨牙上的优化伸长附件。

打开咬合涉及的因素

整平Spee曲线

如同固定矫治，咬合打开失败主要是由上颌和/或下颌Spee曲线整平不充分导致。这主要由前牙压低不足，或后牙伸长不足，或二者皆有之而引起。头影测量分析显示，无托槽隐形矫治器治疗深覆𬌗主要通过唇倾下前牙、压低上前牙以及伸长下颌磨牙达成[1]。因此治疗方案中设计前牙压低及后牙伸长对打开咬合很重要。在深覆𬌗治疗方案设计中，医生应该注意充分整平上下颌Spee曲线。

平面导板

平面导板在2013年作为G5矫治方案的一部分被投入使用，不久之后深覆𬌗矫治结束患者的隐适美保持器上也可以设计平面导板（图6.1）。医生在设计方案时需特别注明，在上颌中切牙及侧切牙或包括尖牙在内的所有上前牙舌侧放置平面导板。G8改良套装中，下前牙压低量超过1.5mm时系统将自动放置平面导板（图6.2）。

然而，平面导板的缺点在于医生不能修改其大小及位置。目前在隐适美系统中，医生一旦要求添加平面导板，它们就会被自动放置且后续无法调

隐适美G8功能：

- 改善深覆𬌗纠正的精确度

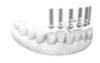

- 改善中、重度牙列拥挤及反𬌗病例治疗的精确度

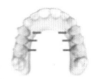

- 减少后牙开𬌗

图6.2　在2020年末隐适美推出了G8改良套装以提高打开咬合的效能。当下前牙压低超过1.5mm时，系统自动优化牙套形态使压低移动更有效。G8改良套装中的这些功能尚无临床研究评价。

整。有时可能出现系统自动放置平面导板的位置与下前牙无法充分接触，从而导致其辅助治疗效果欠佳（图6.3）。在一些病例中如果有解剖限制因素，系统会自动延迟平面导板的放置。理想的状态是根据治疗需要，由医生来自由调整平面导板的放置时机、大小及位置。最近的研究发现，采用有平面导板的G5矫治方案治疗深覆𬌗患者取得了良好疗效（但是相较于固定矫治组，隐形矫治的覆𬌗纠正量更少）[5]。

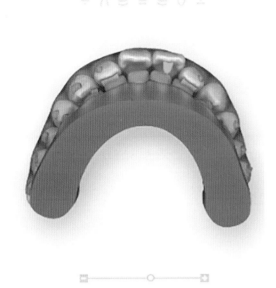

图6.3　隐适美系统默认放置的平面导板位置可能不理想，平面导板与对颌牙没有咬合接触，无法发挥打开咬合的作用。应该给予医生对平面导板进行调整的权限，使之能与对颌牙形成充分咬合接触，进而打开后牙咬合。

虽然隐适美系统不允许自由调整平面导板，但医生可以通过手动器械直接在更合适的位置添加平面导板。例如，在严重深覆𬌗的病例中，上切牙及尖牙舌侧的平面导板并不能与对颌牙形成咬合接触，这使得平面导板丧失功效。在这些病例中，医生手动增加上切牙及尖牙舌侧的平面导板面积使之与对颌牙充分接触从而打开后牙咬合（图6.4）。一

些隐形矫治设计软件例如uLab，则允许医生在方案设计时于任意牙位的舌侧放置平面导板，并且可以调整其大小以获得最佳治疗效果。

G8功能改良

2020年末，隐适美推出G8功能改良套装，旨在防止后牙开𬌗并提高打开咬合的效能。除了自动放置平面导板功能外，当下前牙压低超过1.5mm时，系统自动优化牙套形态以去除前牙压低过程中不必要的牙移动。然而，G8功能改良套装的这些特点仍缺乏高质量的临床研究对其打开咬合的效果进行评价。

相对压低

研究表明，唇倾下前牙带来的下前牙相对压低是打开咬合的主要机制[1]。在深覆𬌗病例中，上下前牙均需要增加充分的根舌向转矩以获得相对压低，从而提高打开咬合的效果。压力嵴或其他品牌中类似的牙套形态改变能有效控制前牙转矩[6]。因此，当设计根舌向转矩与相对压低时也可同时运用压力嵴（图6.5）。在需要增加下前牙根舌向转矩移动的病例中，可辅以Ⅱ类牵引。

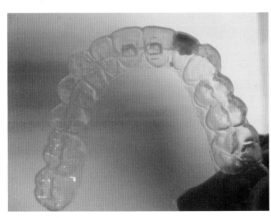
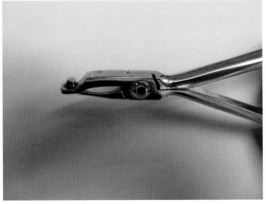

图6.4　在严重深覆𬌗病例中，医生手动在上前牙舌侧添加咬合导板，使后牙咬合打开得更有效。使用咬合导板钳可在治疗过程中任意时刻、任意位置添加咬合导板。

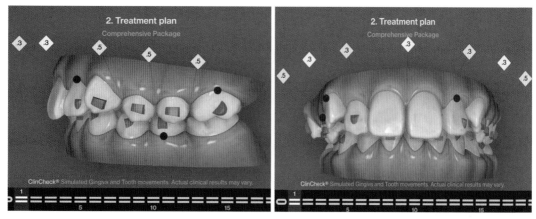

图6.5   患者J.L.在前牙区增加了压力嵴辅助根舌向转矩控制，相对压低下前牙以打开咬合。这个方案适用于下前牙直立的深覆𬌗病例矫治。

在排齐牙列尤其是前牙段牙列时，根舌向转矩应与适量的IPR设计相匹配。例如，解除前牙拥挤时设计过量的IPR，会导致下前牙过度内收而加深咬合。重新矫治由于前牙过度内收而加深的咬合比较困难，这需要大量的前牙绝对压低以及根舌向转矩控制，这些牙移动对无托槽隐形矫治而言相对困难。重新整平由前牙过度内收而导致的深覆𬌗，需配合使用支抗钉辅助压低前牙。

临床牙冠短小

即使采用了G5矫治方案，短小的临床牙冠也是打开咬合的限制因素之一。在这些病例中，有限的临床牙冠面积使牙套的压低移动难以实现（图6.6）。医生应考虑对这些患者进行过矫治以获得更好的打开咬合效果。

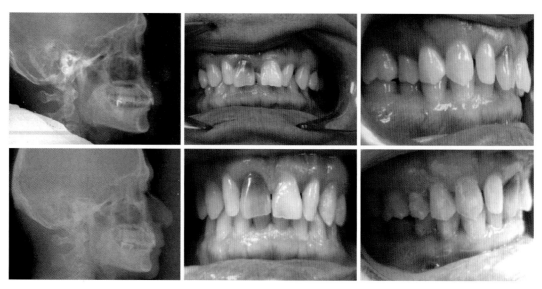

图6.6   短小的临床牙冠使无托槽隐形矫治器包裹面积不足，影响了前牙压低移动，这种情况可能需要过矫治设计以达到更好的打开咬合效果。

矫治方案

支抗钉辅助的压低移动

隐形矫治可以实现1~2mm的绝对压低，但其矫治精确度有限[7]。在需要大量绝对压低（如3~4mm）的病例中，医生可以在上颌中切牙与侧切牙间或上颌侧切牙与尖牙间植入支抗钉作为辅助。可从支抗钉到隐形矫治器牵引钩进行弹性橡皮圈牵引。这种支抗钉辅助下的压低可以有效改善患者因上颌垂直向发育过度导致的微笑露龈（图6.7）。在Clincheck中上前牙的压低应该设计过矫治，终末位置可以设计为切对切的0mm覆𬌗。而那些需要超过3~4mm绝对压低的病例则需要配合正颌手术，例如通过LeFortⅠ型上颌骨切开术压低上前牙。

拔牙矫治病例

通常在拔牙矫治间隙关闭过程中，由于上下前牙的转矩丧失和伸长导致咬合加深。一项关于无托槽隐形矫治的研究发现，拔除第一前磨牙病例中上前牙的冠舌向转矩与伸长比预期增多[8]。医生应该警惕拔牙矫治中由于上下前牙内收过程中转矩丧失导致的咬合加深。因此医生应该在拔牙病例中采用G5矫治方案以预防治疗过程中咬合加深。如果上下前牙增加了压低移动，医生可通过设计过矫治以达成理想的覆𬌗关系。

鉴于无托槽隐形矫治在拔牙矫治控制前牙转矩方面的局限性，方案设计可能需要更保守。对于安氏Ⅱ类前牙深覆盖伴上下牙列拥挤的病例，采用常规拔除4颗第一前磨牙的方案设计，常因关闭拔牙间隙过程中上下前牙的转矩丧失，而导致打开

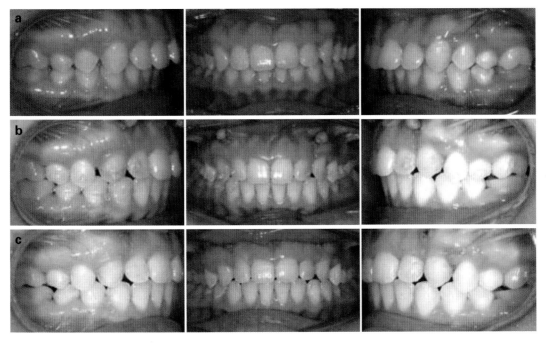

图6.7 （a~e）上颌垂直向发育过度的患者需要压低上切牙3~4mm，辅助使用支抗钉可以有效改善患者的微笑露龈情况。本期矫治有效地纠正了前牙深覆𬌗及双侧磨牙的Ⅱ类关系。上下前牙内收至正常范围。在整个治疗过程中患者通过从支抗钉至隐形矫治器牵引钩佩戴牵引橡皮圈进行加力。（f~h）患者Q.W.的治疗过程进展显示，支抗钉辅助的上前牙压低可以有效减少前牙的牙龈暴露。患者全天从支抗钉至隐形矫治器牵引钩佩戴弹性橡皮圈（1/4英寸，4盎司；1/4英寸，6盎司）。

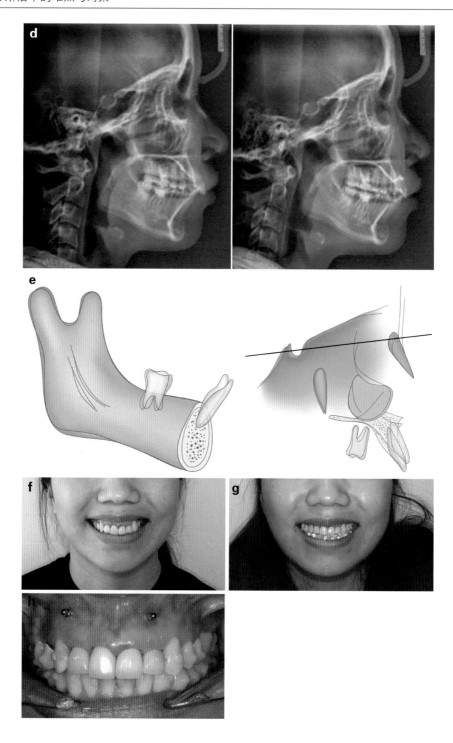

图6.7（续）

咬合更加困难。一个替代方案是仅拔除2颗上颌第一前磨牙，而下颌采用IPR和扩弓以排齐牙列（图6.8）。

磨牙伸长

对均角和低角的严重深覆𬌗患者，打开咬合除

了压低前牙还需要配合伸长磨牙。这样的设计类似于使用固定矫治器进行2×4治疗时在第一磨牙近中弯制后倾弯（图6.9）。在精细调整阶段，此类方案可能还需要对前磨牙设计额外的伸长移动，以获得更好的牙尖交错咬合关系；同时进一步整平上下牙列的Spee曲线。

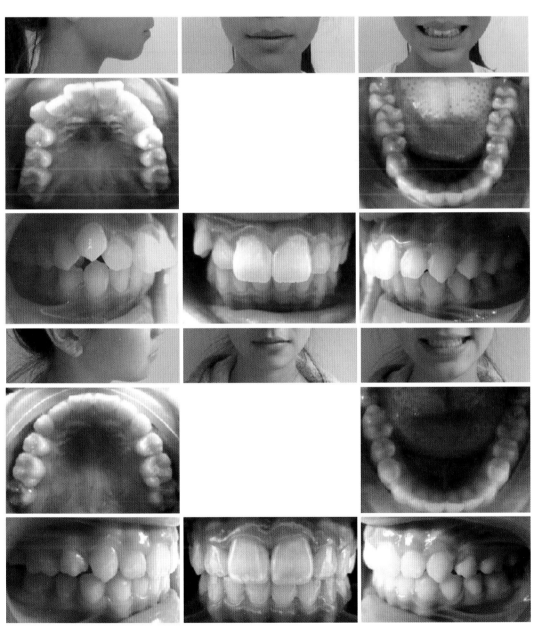

图6.8 通过拔除2颗上颌第一前磨牙提供间隙以解除拥挤，下牙列通过少量扩弓和IPR排齐并控制下前牙唇倾。这个病例设计仅拔除2颗上颌第一前磨牙，而非拔除4颗第一前磨牙，减小了矫治中覆𬌗控制的难度，整个治疗通过初始矫治及一次精细调整完成。

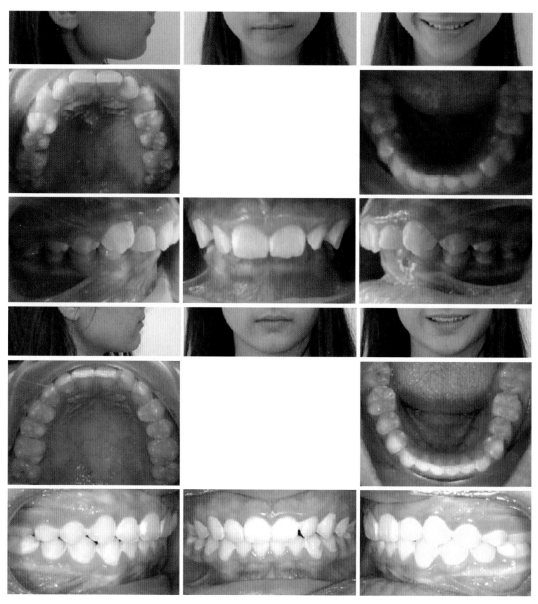

图6.9　对均角和低角的严重深覆𬌗患者，医生打开咬合时应该考虑伸长磨牙。患者C.W.为安氏Ⅱ类2分类、低角、前牙Ⅲ度深覆𬌗患者。上颌第一、第二前磨牙均设计了伸长用以辅助打开咬合。同时压低上下前牙以整平上下牙列Spee曲线，从而完全打开咬合。Ⅱ类尖牙关系通过上颌磨牙远移和后牙IPR来纠正。最终治疗结果尖牙、磨牙均为Ⅰ类关系，前牙覆𬌗覆盖关系正常。

提高打开咬合的效果

　　G8功能改良套装如何提高上下前牙压低移动的实现率，以及其提高打开咬合的整体效果尚不明确。尽管如此，采用如G5矫治方案或其他无托槽隐形矫治品牌类似的策略确实可以改善该类矫治器打开咬合的效果，这些策略包括设计相对压低与压低过矫治、合理设计IPR以及保守设计拔牙矫治。支抗钉及弹性牵引橡皮圈等装置可以辅助如绝对压低或相对压低等牙移动。在前述各种矫治措施的共同作用下充分整平上下牙列Spee曲线，这是成功打开咬合的核心。

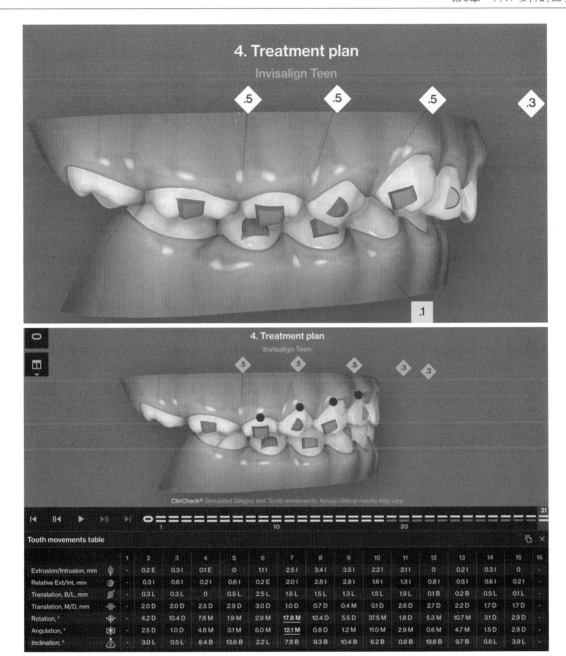

图6.9（续）

参考文献

[1] Khosravi R, Cohanim B, Hujoel P, Daher S, Neal M, Liu W, Huang G. Management of overbite with the Invisalign appliance. Am J Orthod Dentofac Orthop. 2017;151(4):691–699.e2.

[2] Haouili N, Kravitz ND, Vaid NR, Ferguson DJ, Makki L. Has Invisalign improved? A prospective follow-up study on the efficacy of tooth movement with Invisalign. Am J Orthod Dentofac Orthop. 2020;158(3):420–5.

[3] Align Technology. Align Technology announces Invisalign G5 innovations for treatment of deep bite. 2013. https://investor.aligntech.com/index.php/news-releases/news-release-details/align-technology-announces-invisalign-g5-innovations-treatment. Accessed 16 Mar 2021.

[4] Align Technology. Align Technology announces Invisalign G8 with new Smartforce aligner activation features. 2020. https://investor.aligntech.com/news-releases/news-release-details/align-technology-announces-invisalign-g8-new-smartforce. Accessed 18 Mar 2021.

[5] Henick D, Dayan W, Dunford R, Warunek S, Al-Jewair T. Effects of Invisalign (G5) with virtual bite ramps for skeletal deep overbite malocclusion correction in adults. Angle Orthod. 2021;91(2):164–70.

[6] Simon M, Keilig L, Schwarze J, Jung BA, Bourauel C. Treatment outcome and efficacy of an aligner technique--regarding incisor torque, premolar derotation and molar distalization. BMC Oral Health. 2014;14:68.

[7] Al-Balaa M, Li H, Ma Mohamed A, Xia L, Liu W, Chen Y, Omran T, Li S, Hua X. Predicted and actual outcome of anterior intrusion with Invisalign assessed with cone-beam computed tomography. Am J Orthod Dentofac Orthop. 2021;159(3):e275–80.

[8] Dai FF, Xu TM, Shu G. Comparison of achieved and predicted tooth movement of maxillary first molars and central incisors: first premolar extraction treatment with Invisalign. Angle Orthod. 2019;89(5):679–87.

第7章　开殆矫治的困境

Dilemmas in Open Bite Correction

目录

目前开殆矫治的策略

前牙开殆是正畸治疗中最困难的错殆畸形。其困难在于病因多样、矫治机制复杂以及矫治完成后易复发。前牙开殆可能由牙、骨、气道、神经及功能不调引起[1]。通常被分为牙性、骨性或二者皆有之。以垂直向发育过度为主要特征的骨性不调会导致前牙开殆。开殆也与吮指、唇闭合不良、异常吞咽及异常舌位等口腔不良习惯相关。腺样体及扁桃体等淋巴组织发育过度引起气道阻塞并发展成长期口呼吸习惯，从而导致上颌骨狭窄，形成垂直骨面型[2]。前牙开殆将导致患者产生无法切咬食物、发音障碍、面型不佳等功能及心理障碍[3]。

治疗开殆的措施多种多样，包括破除口腔不良习惯的舌栅、使用具有矫形力的功能矫治器如高位头帽、咬合平衡、拔牙及非拔牙的正畸掩饰治疗、使用支抗钉或钛板作为骨支抗以及正畸正颌联合治疗[4]。一项关于开殆矫治长期稳定性的荟萃分析发现，非手术正畸代偿治疗的稳定性约为75%，而手术治疗的稳定性约为82%[5]。非手术正畸掩饰治疗的机制包含伸长前牙和压低后牙使下颌自动逆旋。在一些严重骨性开殆病例中，医生通过使用微钛板压低上下后牙改善前牙开殆，这也可以作为正颌手术的替代疗法[6]。

很多医生使用无托槽隐形矫治器治疗前牙轻度开殆并取得了良好疗效[7]。无托槽隐形矫治被初步认为可以有效进行垂直向控制，并通过楔形效应改善前牙开殆[8]。隐适美G4的改良特性通过在上前牙放置优化伸长附件，来改善前牙伸长效果[9]。无托槽隐形矫治器在实现后牙压低及前牙伸长等与矫治开粭相关的牙移动方面展现了优势。最近的一项临床研究显示，隐形矫治可以通过压低后牙、逆旋下颌以及伸长前牙来有效矫治前牙开粭[10]。很多医生也会采用支抗钉配合无托槽隐形矫治器，实现较大量的后牙压低移动[11]。

与固定矫治器一样，无托槽隐形矫治器治疗开粭病例的成功取决于正确的诊断和去除开粭相关的病因。得益于无托槽隐形矫治器的力学特性，通过压低后牙并伸长前牙，在必要时配合支抗钉实现后牙的大量压低，从而获得良好的开粭治疗效果。本章将讨论开粭矫治治疗方案的设计原则。

开粭矫治相关牙移动的精确度

绝对伸长与相对伸长

多项研究表明，上颌中切牙与侧切牙绝对伸长的实现率为55%[12]。相较于过去上颌中切牙18.3%的伸长实现率和下切牙24.5%的伸长实现率，目前无托槽隐形矫治器在伸长移动实现率上有明显提升。然而单颌前牙伸长超过1mm，或双颌前牙伸长合计超过2mm仍有困难（图7.1）。多项研究发现，在使用无托槽隐形矫治的开粭病例中，上下颌前牙的绝对伸长量小于1mm[8]。

开粭矫治的另一重要措施是设计上下前牙的相对伸长，也就是前牙内收时冠舌倾带来的伸长移动。相较于绝对伸长，上下前牙的相对伸长精确度更高（图7.2）[13]。相对伸长需要通过IPR或拔牙减数提供间隙，也可利用牙弓内的散在间隙。通过IPR或拔牙矫治来内收前牙进行相对伸长时，单颌伸长量最多可达2mm，双颌合计伸长量可达4mm。

隐适美G4改良特性主要通过在上下前牙增加优化伸长附件以提高矫治开粭的效果（图7.3）。临床研究表明，增加了优化伸长附件的前牙伸长效果较未使用G4前更佳[12]。当设计前牙绝对伸长时，推荐在前牙区放置优化伸长附件，而当设计相对伸长时则可结合临床实际考虑是否放置。这是因为冠舌向转矩已经加强了相对伸长移动的实现率。

磨牙压低

研究表明，即使没有支抗钉，单独使用无托槽

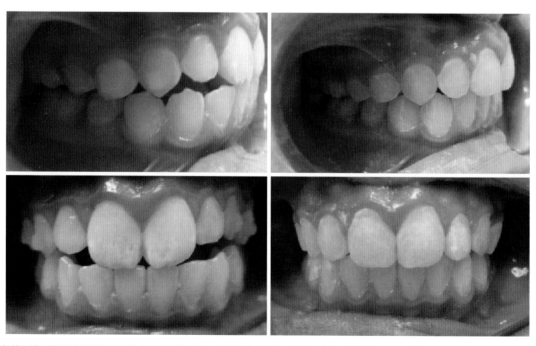

图7.1　治疗前牙轻度开粭可通过设计上下前牙的绝对伸长来实现。在隐适美系统中，这些伸长移动可以通过使用优化伸长附件来提升牙移动的实现率。

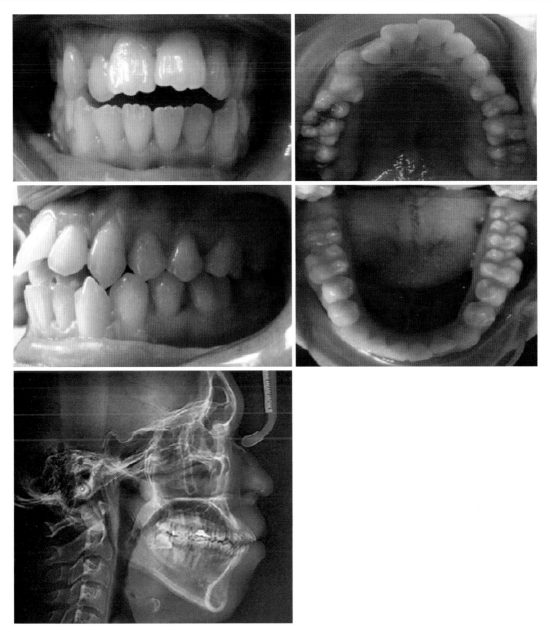

图7.2 这是一名安氏Ⅰ类中度拥挤伴前牙中度开拾和双颌前突患者，设计了拔除4颗第一前磨牙的治疗方案。上下前牙内收的同时也发生了相对伸长，患者的前牙开拾也相应地得到纠正。

隐形矫治器已经可以很好地实现上下磨牙的压低移动。矫治开拾的有效措施之一是把磨牙压低与前牙绝对伸长及相对伸长相结合。磨牙每压低1mm，前牙开拾可改善2～3mm[14]。磨牙压低可引起下颌自动逆旋，减少垂直向高度、下颌平面角以及面下1/3高度，从而提高治疗后的稳定性[10]。因此，对于高角或后牙过度萌出的开拾患者，在伸长前牙的同时设计上下磨牙的压低可以获得更好的矫治效果（图7.4）。

因为在佩戴无托槽隐形矫治器期间，牙齿拾面一直有膜片材料覆盖，一直被认为具有"拾垫效应"[15]。研究发现，即使医生不主动设计磨牙压低，磨牙也会发生多达0.5mm的压低移动[16]。然而，无托槽隐形矫治器是否真的可以模拟功能矫治中高拾垫的作用仍然备受质疑，因为传统的功能矫治中高拾垫厚度大于3mm，它才能提供更大、更

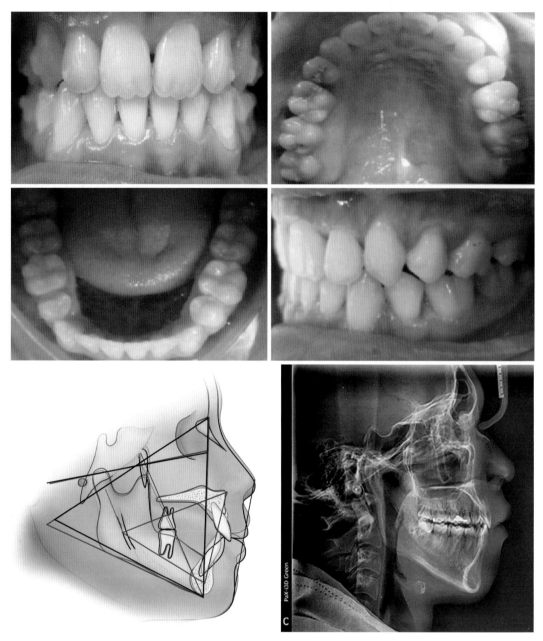

图7.2（续）

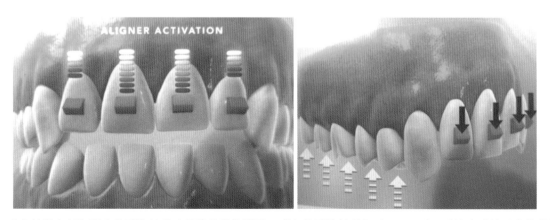

图7.3 G4改良特性包括加强上前牙伸长移动的优化伸长附件。当上前牙伸长量超过0.5mm时，系统自动放置优化伸长附件。如果设计了实现率更高的伸长移动，例如由内收前牙带来的相对伸长，医生也可以考虑移除这些优化附件。

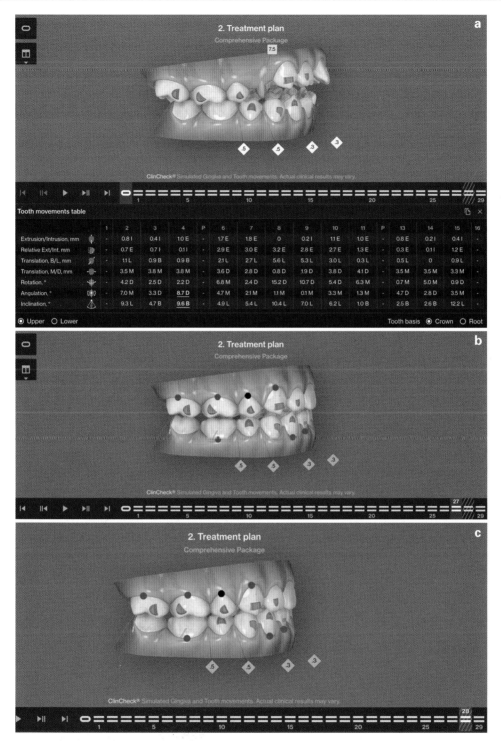

图7.4 （a）一名安氏Ⅱ类1分类伴前牙开殆及前牙深覆盖的成年患者H.S.，矫治方案设计拔除上颌双侧第一前磨牙并压低上颌磨牙。在第28步展示了通过下颌逆旋产生的咬合跳跃（b和c）纠正前牙开殆的模拟效果。在牙移动量表中可以看到，设计了前牙大量内收以相对伸长上前牙。在上前牙内收过程中使用轻力Ⅱ类牵引（1/4英寸，2.7盎司）。

持续的后牙压低力。无论如何，由于佩戴时覆盖牙齿殆面的特性，无托槽隐形矫治器在压低磨牙方面独具优势，因为殆垫效应可以减少不必要的磨牙伸长。

前牙开殆矫治的精细调整

当前牙开殆改善后，有时会因前牙咬合干扰而引起后牙开殆（图7.5）。在这些出现后牙开殆的病

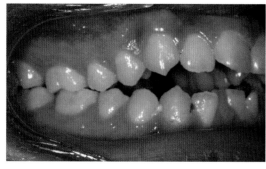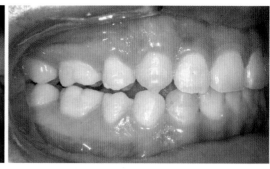

图7.5　下颌逆旋以纠正前牙开𬌗常常导致后牙开𬌗。轻度的后牙开𬌗可以通过去除后牙段牙套，使牙列自行伸长以改善。严重的后牙开𬌗则需要配合颌间垂直牵引，或设计附加矫治器进行精细调整来纠正。

例中，设计附加矫治器和/或佩戴垂直牵引伸长后牙，可以改善后牙段的开𬌗。医生也可考虑去除前牙早接触以纠正后牙开𬌗。

影响开𬌗矫治的因素

同固定矫治一样，无托槽隐形矫治在治疗开𬌗病例时，需在治疗前去除与前牙开𬌗相关的功能性因素。与前牙开𬌗相关的功能性因素多种多样，包括低位舌、伸舌习惯、异常吞咽以及口呼吸。以上功能性因素可以通过肌功能训练破除，也可通过佩戴舌栅、舌刺等功能矫治器纠正[17]。有些病例需要采用侵入性治疗措施，例如，口呼吸患者应转诊到耳鼻喉专科医生处会诊是否需要行腺样体与扁桃体切除术。通过上述治疗去除与前牙开𬌗相关的功能性因素，可以提高矫治效果及预后稳定性。

开𬌗矫治中磨牙压低的实现率

虽然开𬌗矫治会常规设计上下颌磨牙压低，但前牙开𬌗的改善多数来自前牙的绝对或相对伸长。早前一项关于不使用包括支抗钉在内的辅助装置、仅通过无托槽隐形矫治器治疗前牙开𬌗的研究发现，前牙开𬌗的纠正主要通过前牙伸长移动实现[18]。最近的几项研究也观察到，无托槽隐形矫治治疗前牙开𬌗病例的牙效应比骨效应多[10]。

在单颌仅使用无托槽隐形矫治器而不配合使用支抗钉，很难实现超过1mm的磨牙压低移动。研究特别指出，单独使用无托槽隐形矫治器上下颌磨牙压低量单颌不足1mm，双颌合计不超过2mm。当设计超过1mm的压低时需要辅助使用支抗钉。在需要压低磨牙的颊侧及腭侧分别植入支抗钉。在两颗支抗钉之间放置弹性橡皮圈以施加整体压低的矫治力（图7.6）。上下颌磨牙压低不到1mm即可产生下颌逆旋[8]。然而，上下磨牙实现单颌单颗磨牙2mm压低和双颌合计4mm压低还是相对困难的。

咬合跳跃

在Clincheck软件中，咬合跳跃用于模拟下颌逆旋纠正前牙开𬌗的效果（图7.7）。在Clincheck设计中加入咬合跳跃对治疗过程中监控咬合关系很重

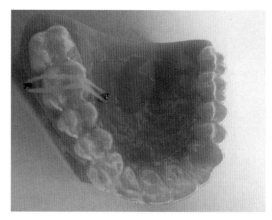

图7.6　设计了压低的磨牙颊侧及腭侧均需植入支抗钉。患者可在2颗支抗钉间佩戴弹性橡皮圈（1/4英寸，4盎司或6盎司）加力以辅助压低磨牙。

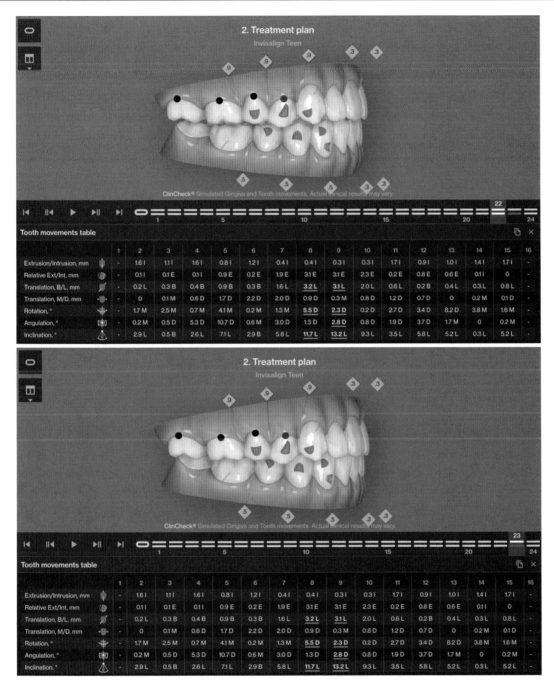

图7.7 第23步展示了系统模拟的下颌逆旋咬合跳跃效果。上颌磨牙与前磨牙均设计了大量压低，上下前牙则设计了大量的相对伸长。

要。虽然咬合跳跃可以模拟下颌逆旋，但是没有支抗钉辅助的非手术矫治很难实现大量下颌逆旋，前牙开𬌈的矫治主要还是通过牙移动实现。

在设计软件中咬合跳跃一般在终末位置展现，而在临床实际情况中，前牙开𬌈的改善比软件模拟的时间更早。临床上很难预测咬合跳跃模拟的前牙开𬌈解除的确切时间，一般情况下前牙咬合关系的改善出现在治疗中段，有些病例则早在治疗过程前1/3即可出现前牙开𬌈的改善（图7.8）。

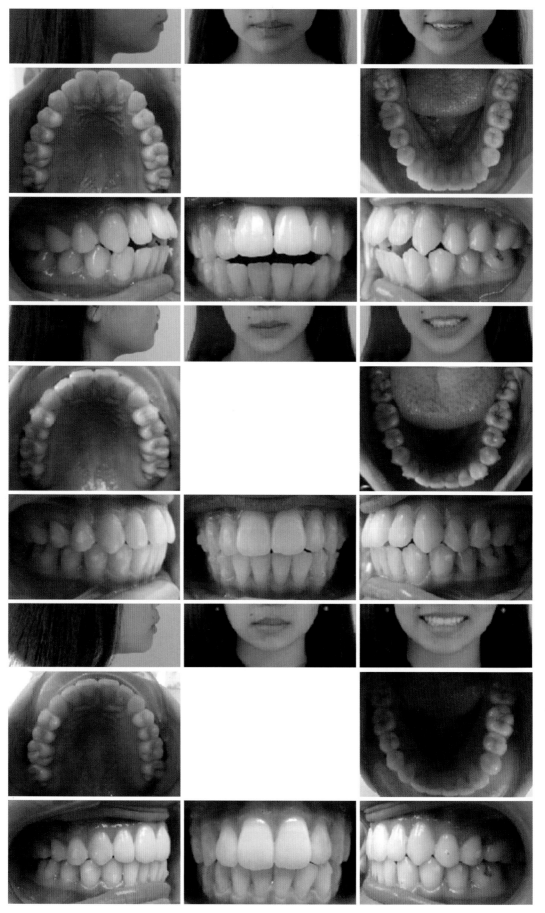

图7.8 患者T.S.通过伸长上下前牙和压低上下磨牙来纠正前牙开𬌗。在治疗过程的前1/3，也就是治疗的第5个月开始观察到前牙开𬌗的改善。

支抗钉辅助压低磨牙矫治开殆

理想情况下，支抗钉辅助压低磨牙可以更好地实现压低效果。然而过往的经验是，医生仅使用固定矫治器也可以获得良好的上、下颌磨牙压低效果[19]。近期，有病例报道了同固定矫治类似的支抗钉辅助无托槽隐形矫治器成功压低下颌磨牙的效果[20]。因此医生可以考虑在单颌使用支抗钉辅助压低磨牙作为诊断性治疗，然后再评估对颌磨牙压低是否也需要配合使用支抗钉。这样的方式比一开始就在双颌都植入支抗钉更为保守，文献也有报道单颌使用支抗钉压低磨牙已经可以获得理想的前牙开殆纠正效果。

不论是否采用拔牙矫治，相较于单独使用无托槽隐形矫治器，支抗钉的配合运用可以缩短疗程。虽然在固定矫治中，配合支抗钉压低上、下颌磨牙治疗的前牙开殆病例仍有10%～30%的复发比例，但支抗钉压低磨牙改善前牙开殆的稳定性仍然与正颌手术相类似[21]。

无托槽隐形矫治治疗前牙开殆的效果

不论是固定矫治还是无托槽隐形矫治，成功的治疗取决于正确的诊断和在术前去除口呼吸及舌低位等前牙开殆的相关病因。前牙开殆的主要矫治措施为前牙段伸长移动和/或后牙段压低移动。在无托槽隐形矫治中，前牙伸长可以通过设计如前牙冠舌向转矩等更可预测的相对伸长结合绝对伸长来提升治疗效果，而后牙压低则可以考虑配合支抗钉以提高牙移动的实现率。

临床研究显示，无托槽隐形矫治通过非手术方法治疗前牙开殆的主要途径是：前牙伸长、磨牙压低及下颌逆旋的效应。然而，临床证据也提示，前牙开殆改善的牙效应更多而骨效应更少，治疗中只有少量的下颌逆旋发生。

参考文献

[1] Sandler PJ, Madahar AK, Murray A. Anterior open bite: aetiology and management. Dent Update. 2011;38(8).:522–4, 527–8, 531–2.

[2] Reichert I, Figel P, Winchester L. Orthodontic treatment of anterior open bite: a review article--is surgery always necessary? Oral Maxillofac Surg. 2014;18(3):271–77.

[3] Almeida RR, Ursi WJ. Anterior open bite etiology and treatment. Oral Health. 1990;80(1):27–31.

[4] Matsumoto MA, Romano FL, Ferreira JT, Valério RA. Open bite: diagnosis, treatment and stability. Braz Dent J. 2012;23(6):768–78.

[5] Greenlee GM, Huang GJ, Chen SS, Chen J, Koepsell T, Hujoel P. Stability of treatment for anterior open-bite malocclusion: a meta-analysis. Am J Orthod Dentofac Orthop. 2011;139(2):154–69.

[6] Sherwood K. Correction of skeletal open bite with implant anchored molar/bicuspid intrusion. Oral Maxillofac Surg Clin North Am. 2007;19(3).:339–50, vi.

[7] Schupp W, Haubrich J, Neumann I. Treatment of anterior open bite with the Invisalign system. J Clin Orthod. 2010;44(8):501–7.

[8] Moshiri S, Araújo EA, McCray JF, Thiesen G, Kim KB. Cephalometric evaluation of adult anterior open bite non-extraction treatment with Invisalign. Dental Press J Orthod. 2017;22(5):30–8.

[9] Align Technology. Align Technology Introduces Invisalign G4. 2011. https://investor.aligntech.com/news-releases/news-release-details/align-technology-introduces-invisalign-g4. Accessed 18 Apr 2021.

[10] Harris K, Ojima K, Dan C, Upadhyay M, Alshehri A, Kuo CL, Mu J, Uribe F, Nanda R. Evaluation of open bite closure using clear aligners: a retrospective study. Prog Orthod. 2020;21(1):23.

[11] Giancotti A, Germano F, Muzzi F, Greco M. A miniscrew-supported intrusion auxiliary for open-bite treatment with Invisalign. J Clin Orthod. 2014;48(6):348–58.

[12] Haouili N, Kravitz ND, Vaid NR, Ferguson DJ, Makki L. Has Invisalign improved? A prospective follow-up study on the efficacy of tooth movement with Invisalign. Am J Orthod Dentofac Orthop. 2020;158(3):420–5.

[13] Kravitz ND, Kusnoto B, BeGole E, Obrez A, Agran B. How well does Invisalign work? A prospective clinical study evaluating the efficacy of tooth movement with Invisalign. Am J Orthod Dentofac Orthop. 2009;135(1):27–35.

[14] Proffit WR. Contemporary orthodontics. Toronto: Elsevier; 2013.

[15] Boyd RL. Esthetic orthodontic treatment using the invisalign appliance for moderate to complex malocclusions. J Dent Educ. 2008;72(8):948–67.

[16] Dai FF, Xu TM, Shu G. Comparison of achieved and predicted tooth movement of maxillary first molars and central incisors: first premolar extraction treatment with Invisalign. Angle Orthod. 2019;89(5):679–87.

[17] Tanny L, Huang B, Naung NY, Currie G. Non-orthodontic intervention and non-nutritive sucking behaviours: a literature review. Kaohsiung J Med Sci. 2018;34(4):215–22.

[18] Khosravi R, Cohanim B, Hujoel P, Daher S, Neal M, Liu W, et al. Management of overbite with the Invisalign appliance. Am J Orthod Dentofac Orthop. 2017;151(4):691–9.

[19] Erverdi N, Keles A, Nanda R. The use of skeletal anchorage in

open bite treatment: a cephalometric evaluation. Angle Orthod. 2004;74(3):381–90.

[20] Pinho T, Santos M. Skeletal open bite treated with clear aligners and miniscrews. Am J Orthod Dentofac Orthop. 2021;159(2):224–33.

[21] González Espinosa D, de Oliveira Moreira PE, da Sousa AS, Flores-Mir C, Normando D. Stability of anterior open bite treatment with molar intrusion using skeletal anchorage: a systematic review and meta-analysis. Prog Orthod. 2020;21(1):35.

第8章　压力嵴：它们有多强大？

Power Ridges: How Powerful Are They?

目录

无托槽隐形矫治中的转矩控制

转矩表达是正畸治疗中最关键的要素之一。牙冠唇（颊）–舌向倾斜度被认为是组成理想咬合关系的第3个关键点。转矩控制对于实现理想的覆𬌗覆盖、充分的切导、平衡的咬合接触和最佳的间隙分布至关重要[1]。同时，转矩对于微笑美学及协调的软组织轮廓也很重要。转矩不足会导致唇部支撑不良、颊廊减小和咬合干扰。

研究者通过临床试验和体外生物力学模拟探究了无托槽隐形矫治中的转矩表达效率。结果显示，与其他维度的牙移动（如扭转和压低）相比，唇（颊）–舌向冠倾斜是无托槽隐形矫治器最精确的牙移动之一[2]。然而，最近的研究也表明在无托槽隐形矫治中，牙冠倾斜移动的精确度是牙根转矩移动的2倍多[3]。研究还表明，使用无托槽隐形矫治器进行牙根颊向移动比舌向移动更准确[3]。导致这一结果的部分原因可能是与舌侧相比，牙根唇侧的骨开窗比例更高[4]。在无托槽隐形矫治中，转矩表达不当通常会导致平移过程中牙冠的过度倾斜。例如，在上切牙内收过程中，由于过度的冠舌向倾斜和根舌向转矩表达不足，导致切牙转矩丧失。

在无托槽隐形矫治中辅助转矩移动的主要手段是在牙颈部区域增加压力线，从而改变矫治器的几何结构来施加矫治力。在隐适美系统中，这一结构称为"压力嵴"。研究表明，压力嵴可为转矩移动产生更大的力矩[5]。目前已证实压力嵴可以提高切牙转矩控制的精确性，但其对转矩控制的确切效果尚待进一步研究[6]。

除了内收切牙时控制转矩，压力嵴还广泛应

用于后牙近移期间切牙转矩的维持、正颌手术术前
去代偿、Ⅱ类与Ⅲ类错𬌗畸形的矫治，以及舌侧错
位牙齿的精细调整等方面。本章将讨论压力嵴的功
效、适应证和生物力学原理，以及优化设计方法。

压力嵴的适应证

切牙内收

　　压力嵴最常用的适应证是在内收前牙时控制切
牙转矩（图8.1）。压力嵴的应用对于防止上下切牙
过度内收非常重要（图8.2）。在拔牙和非拔牙矫治
中，对需要大量内收的切牙都应考虑使用压力嵴，

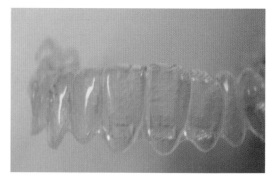

图8.1　压力嵴或压力线已经被应用到无托槽隐形矫治器下
切牙唇侧的牙龈边缘上。使用压力嵴可以加强根舌向转矩
表达。

特别是在安氏Ⅱ类1分类病例中上切牙内收，以及
安氏Ⅰ类双颌前突病例同时内收上下切牙的情况
下，更应考虑配合使用压力嵴以控制切牙转矩（图

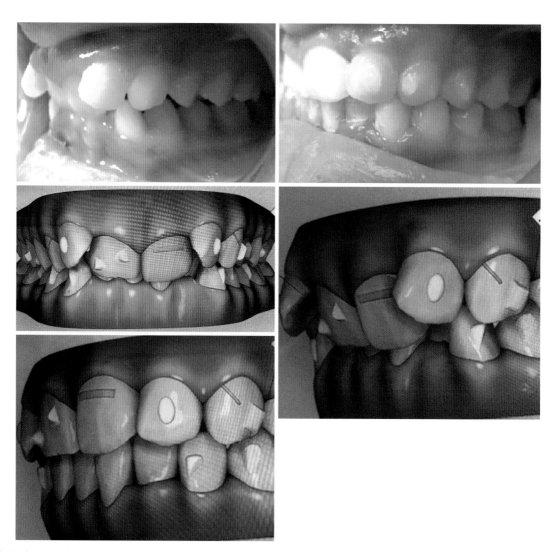

图8.2　在矫治过度舌倾的切牙时，使用压力嵴是有益的。它们对于防止切牙内收时过度舌倾也同样重要。

8.3）。一项关于使用无托槽隐形矫治器进行拔牙矫治疗效的研究观察到，切牙内收时的冠舌向转矩和伸长移动比预测的更大[7]。医生忽略了添加压力嵴或附件来加强对根舌向转矩的控制。研究结果表明，在拔牙矫治中应该使用压力嵴、附件或设计冠唇向过矫治来控制转矩[7]。在大量内收上下切牙的病例中，压力嵴的使用常常与切牙压低相结合，进行切牙转矩和垂直向控制。为了补偿内收过程中的

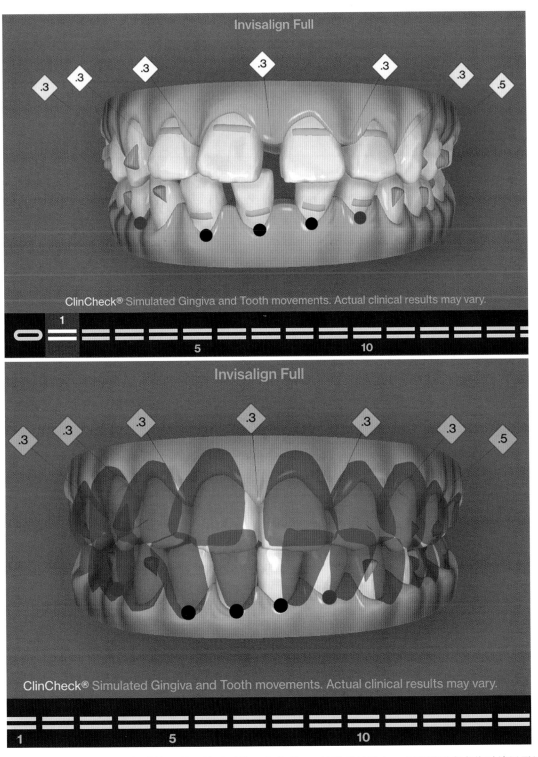

图8.3 在内收切牙时使用压力嵴以保持转矩是至关重要的。在患者K.C.的治疗过程中，上下切牙在内收时放置了压力嵴以控制转矩，从而实现了间隙关闭和理想的覆盖。初始和终末位置的叠加显示出明显的上下切牙内收。

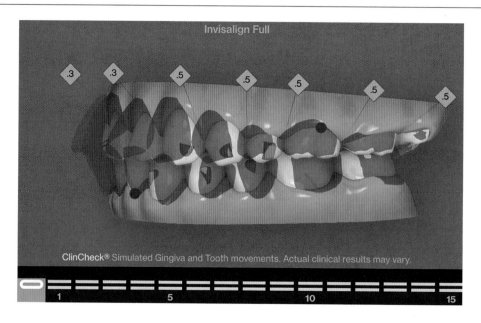

图8.3（续）

咬合加深，通常需要增大前牙的压低量，因此，在Clincheck方案设计中终末位置可能会显示为切对切的覆殆关系（图8.4）。

后牙近移

后牙在近移关闭间隙时，压力嵴的使用对控制

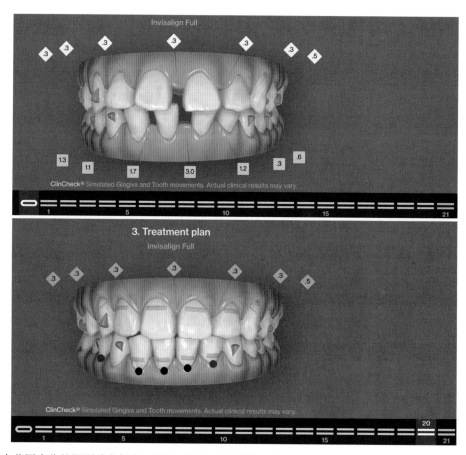

图8.4　在需要切牙大范围内收的深覆殆病例中，为打开咬合和控制切牙转矩常常会设计压力嵴与前牙压低相结合。在深覆殆病例中，通常会为了更好的咬合打开效果而设计过矫治。

切牙转矩也很重要。在需要后牙近移的牙弓中，压力嵴的功能是维持或增加切牙唇向位置以增加前牙支抗（图8.5）。这种压力嵴的使用适用于牙弓有明显间隙的病例，例如安氏Ⅲ类错牙合畸形中上后牙近移或安氏Ⅱ类错牙合畸形中下后牙近移的病例，都可以在前牙均可设计压力嵴。例如，在拔除4颗前磨牙治疗安氏Ⅱ类错牙合畸形时，应考虑在下切牙使用压力嵴，以保证下后牙近移过程中维持下前牙的转矩。

舌向错位的上颌侧切牙

舌向错位的上颌侧切牙一般都伴有牙根过度舌倾。因此，这些侧切牙需要添加大量的根唇向转矩以达到理想的位置。尽管已证实使用无托槽隐形矫治器的切牙根唇向转距比根舌向转距控制更精确，但大量的根唇向转距仍然需要配合辅助工具来实现理想的移动效果[3]。隐适美系统中压力嵴只能添加在切牙的唇面，可行的解决方案是手动改变矫治器的几何形状。具体来说，医生可以用3mm的无托槽隐形矫治转矩钳，在上颌侧切牙的舌侧颈部增加一条水平压力线。这条压力线需要添加到后续一系列需要更换的矫治器中，直到上颌侧切牙实现所需的根唇向转矩量。

而在uLab矫治器系统中，这些压力线和压力点可由医生自由设计。在这种情况下，可在舌侧错位

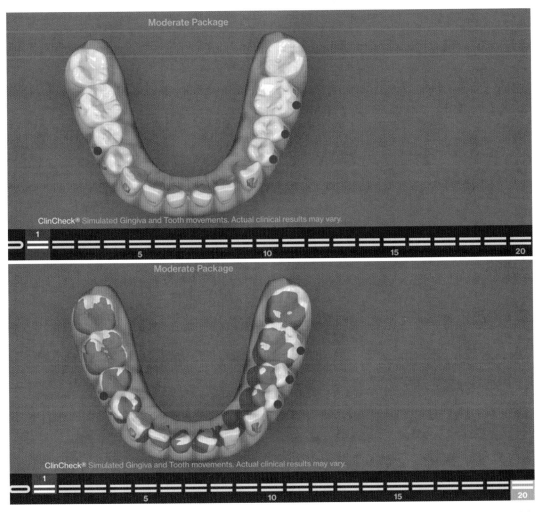

图8.5 在后牙近移期间压力嵴的使用有助于控制前牙转矩。对于患者X.W.，在下切牙添加压力嵴可在下颌后牙大范围近移期间控制切牙转矩。

的上颌侧切牙舌颈部增加一条压力线，在靠近切缘的唇部增加一个压力点。这种操作能提供更大的力偶，且可提高根唇向转矩的精确性。

正颌外科手术中的牙性去代偿

在正颌手术前，经常需要正畸治疗去除牙性代偿。纠正切牙转矩是去代偿的重要组成部分之一，以消除牙齿的代偿性倾斜，为正颌手术创造条件。例如，在进行正颌手术后退下颌以纠正骨性Ⅲ类错𬌗畸形前，上下切牙的唇舌向转矩通常须恢复到正常值。在骨性Ⅲ类错𬌗畸形中舌倾的下切牙须唇倾到正常角度。在这种情况下，术前去代偿时应用压力嵴将有利于实现设计的下切牙根舌向转矩移动（图8.6）。

颌间力

压力嵴和压力线也可以用来控制颌间牵引对切牙的不利影响。例如，大量使用Ⅲ类牵引会使下切牙受到不利的舌向力。在这种情况下，为了消除负面影响，医生应考虑在下切牙上应用压力嵴以补充根舌向转矩。反之，在大量使用Ⅱ类牵引的情况下，医生应考虑用压力嵴或手动改变矫治器的几何形状，在下切牙上补充根唇向转矩。

Ⅱ类错𬌗矫治中的磨牙远移

采用磨牙远移的安氏Ⅱ类1分类非拔牙矫治病例中，压力嵴在控制上切牙转矩方面也很重要。由于涉及明显的前牙内收，医生应考虑使用压力嵴（图8.7a和b）。值得注意的是，在Clincheck设计过程中，医生应注意只给出必要的使用压力嵴的步数，而非不经考虑地在整个治疗过程中都添加压力嵴，从而避免出现切牙唇倾等非预期的牙移动（图8.7c）。

压力嵴的效率

有些体外研究认为，无托槽隐形矫治器本身可能会影响压力嵴的效率[8]。Hahn等学者特别指出，由于矫治器在转矩移动中容易被"抬起"，切牙边缘无法与矫治器表面保持紧密接触[8]。这种生物力学现象限制了牙根移动的有效力偶产生，增加了过矫治的需要。还有学者推测，在转矩移动中矫治器的变形会导致不需要的压低效应[9]。然而，这些体外研究也得出结论，通过使用附件和改变矫治器的几何形状，切牙的牙根控制可能会得到改善[10]。

尽管没有临床试验严格评估压力嵴控制根转矩的效果，但案例研究表明，应用压力嵴可以实现平均55%～70%的根舌向转矩[11]。临床研究结果表明，使用2～3步的压力嵴可实现约1°的唇倾。医生应注意这一误差范围，并在使用压力嵴时考虑过矫治，在需要大量牙根转矩的情况下更加需要考虑设计过矫治。

转矩控制可以通过在切牙唇、舌面分别设计压力线和压力点来加强（如第1章中所述）。例如，除了在下切牙唇面的龈缘附近添加压力嵴外，还可以在其舌侧切缘附近添加一个压力点，从而增强根舌向转矩。目前，与允许自由设计压力线和压力点的uLab软件不同，隐适美系统尚不允许医生自行添加压力嵴或压力点。当软件不能自动添加压力点时，就必须用无托槽隐形矫治转矩钳手动添加压力点。

无托槽隐形矫治中的转矩控制

在无托槽隐形矫治中，压力嵴的应用对改善转矩控制至关重要。临床和体外试验表明，这种辅助手段可以有效提高牙根移动的精确度。由于无托槽隐形矫治器本身的特性和牙根移动的困难，设计的转矩常常不能完全实现。由于这种误差的存在，转矩控制仍然是无托槽隐形矫治中的一个主要问题。因此，医生应考虑合理地使用压力嵴、压力点，

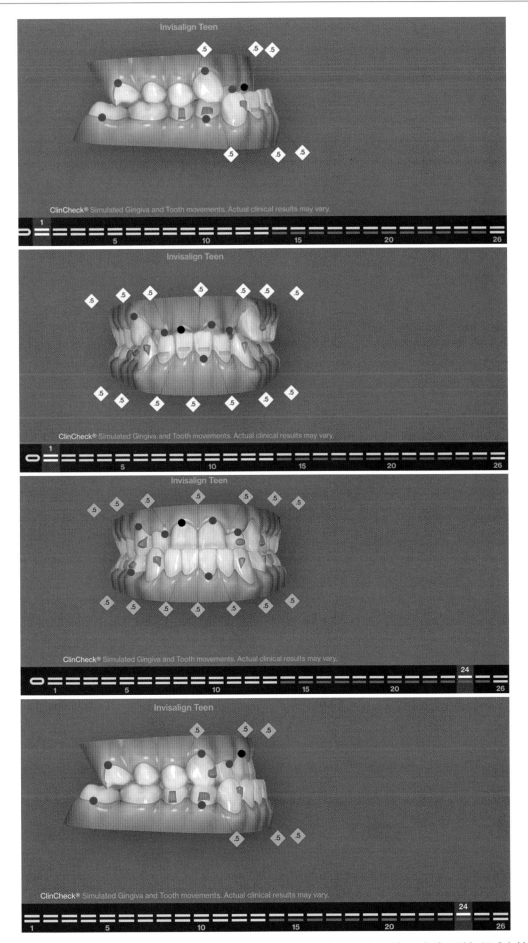

图8.6　在术前去代偿期间可以应用压力嵴来控制转矩。对于患者L.M.，在下切牙上添加压力嵴以增加根舌向转矩，从而在BSSO下颌后退术前将切牙唇舌向倾斜度纠正至正常。

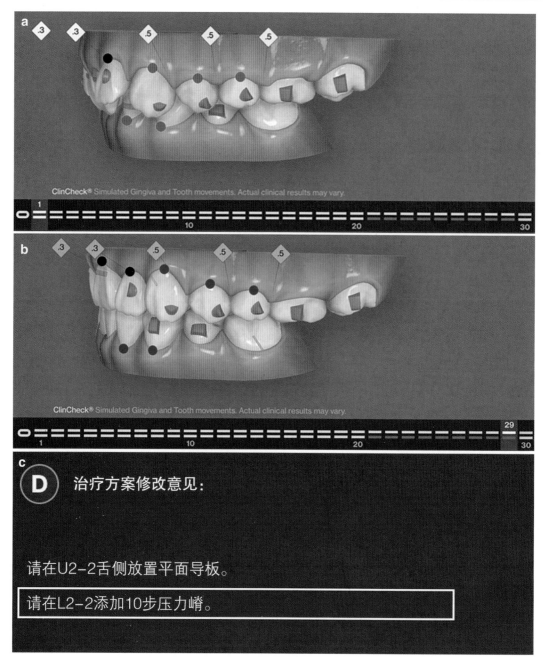

图8.7 （a和b）正常唇倾度或舌倾的上切牙在大量内收时应使用压力嵴。对于Ⅱ类2分类错𬌗畸形和严重深覆𬌗患者K.W.，使用第1阶段矫治器治疗时，在上颌中切牙内收期间添加了压力嵴以增加根舌向转矩。（c）为了控制根舌向转矩的大小并防止切牙过度唇倾，应该在特定阶段而不是整个治疗过程中使用压力嵴。

手动改变矫治器的几何形状和过矫治等辅助策略来进行必要的转矩移动与控制。

参考文献

[1] Sfondrini MF, Gandini P, Castroflorio T, et al. Buccolingual inclination control of upper central incisors of aligners: a comparison with conventional and self-ligating brackets. Biomed Res Int. 2018;2018:9341821.

[2] Haouili N, Kravitz ND, Vaid NR, Ferguson DJ, Makki L. Has Invisalign improved? A prospective follow-up study on the efficacy of tooth movement with Invisalign. Am J Orthod Dentofac Orthop. 2020;158(3):420–5.

[3] Jiang T, Jiang YN, Chu FT, Lu PJ, Tang GH. A cone-beam computed tomographic study evaluating the efficacy of incisor movement with clear aligners: assessment of incisor pure tipping, controlled tipping, translation, and torque. Am J Orthod Dentofac Orthop. 2021;159(5):635–43.

[4] Pan HY, Yang H, Zhang R, Yang YM, Wang H, Hu T, et al. Use of cone-beam computed tomography to evaluate the prevalence of root fenestration in a Chinese subpopulation. Int Endod J. 2014;47:10–9.

[5] Simon M, Keilig L, Schwarze J, Jung BA, Bourauel C. Forces and moments generated by removable thermoplastic aligners: incisor torque, premolar derotation, and molar distalization. Am J Orthod Dentofac Orthop. 2014;145(6):728–36.

[6] Simon M, Keilig L, Schwarze J, Jung BA, Bourauel C. Treatment outcome and efficacy of an aligner technique--regarding incisor torque, premolar derotation and molar distalization. BMC Oral Health. 2014;14:68.

[7] Dai FF, Xu TM, Shu G. Comparison of achieved and predicted tooth movement of maxillary first molars and central incisors: first premolar extraction treatment with Invisalign. Angle Orthod. 2019;89(5):679–87.

[8] Hahn W, Zapf A, Dathe H, Fialka-Fricke J, Fricke-Zech S, Gruber R, Kubein-Meesenburg D, Sadat-Khonsari R. Torquing an upper central incisor with aligners--acting forces and biomechanical principles. Eur J Orthod. 2010;32(6):607–13.

[9] Brezniak N. The clear plastic appliance: a biomechanical point of view. Angle Orthod. 2008;78(2):381–2.

[10] Bollen AM, Huang G, King G, Hujoel P, Ma T. Activation time and material stiffness of sequential removable orthodontic appliances. Part 1: ability to complete treatment. Am J Orthod Dentofac Orthop. 2003;124(5):496–501.

[11] Boyd R. How successful is Invisalign for treatment of anterior open bite and deep overbite? American Association of Orthodontics. 2013. https://www.aaoinfo.org/system/files/media/documents/Boyd,Robert%2D%2DTreatmentofDeepandOpenbitewithClearAligners.pdf. Accessed 13 Jun 2021.

第9章　克服拔牙矫治的局限性

Overcoming Limitations in Extraction Therapy

目录

无托槽隐形矫治器在拔牙矫治中的精确度如何？

拔牙矫治对无托槽隐形矫治而言仍是艰巨的挑战之一。临床试验和病例报告显示，使用无托槽隐形矫治器的拔牙病例往往不能达到预期效果[1]。值得注意的是，在关闭间隙时拔牙间隙两侧的牙齿往往会出现明显的倾斜。此外，在拔除第一前磨牙的病例中，无托槽隐形矫治器表现出更明显的上切牙舌倾[2]。支抗丧失和切牙转矩控制不佳构成了无托槽隐形矫治在拔牙矫治中的两个主要局限性。

2015年，隐适美推出了G6方案以提高拔牙矫治的疗效（图9.1）。具体来说，该方案在拔牙间隙两侧的前磨牙和磨牙上加入了优化附件以加强后牙支抗，并在尖牙上设计了优化附件以改善其整体内收。此外，该方案还引入了矫治器激活——一种特定的力学系统，用于减少前牙内收过程中不必要的舌倾和伸长。早期临床试验表明，与传统的垂直附件相比，G6优化附件在控制第一磨牙的近中移动方面有更高的精确度[2]。通过ABO评分对拔除前磨牙病例进行评估的临床试验也表明，G6改良后的无托槽隐形矫治取得了与固定矫治相似的疗效，但隐形矫治的病例通常疗程更长[3]。

对于使用无托槽隐形矫治器的拔牙病例，合理地设计Clincheck方案，明智地使用压力嵴及片段弓等辅助手段和装置对于获得理想的治疗结果至关重要。谨慎地设计切牙内收和间隙关闭，合理运用屋顶曲等辅助措施，可以将非预期的牙移动最小化。

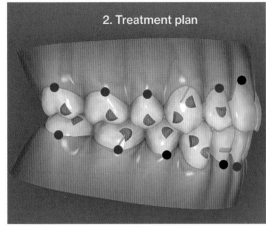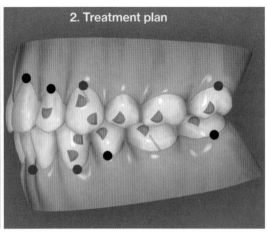

图9.1　对于患者Z.L.，设计了拔除4颗前磨牙以解除上下牙列拥挤并减小覆盖。隐适美的G6附件放置在牙列的4个象限中，辅助中度支抗关闭间隙。据称4颗尖牙上的优化内收附件在内收过程中支持尖牙整体移动，而前磨牙和磨牙上的优化中度支抗附件则被认为在间隙关闭过程中增强了后牙支抗。

在无托槽隐形矫治期间或之后，采用片段弓等辅助手段可以竖直拔牙间隙两侧倾斜的牙齿，从而实现预期的牙移动[4]。颌间牵引和支抗钉可用于加强支抗。

本章将描述目前使用无托槽隐形矫治器进行拔牙矫治的局限性，讨论目前和将来的治疗方案设计以及其中的生物力学原理。

提高拔牙矫治方案设计精确度的考量

拔除下颌前磨牙的病例通常比拔除上颌前磨牙的病例更具挑战性，这是由于下颌骨的密度更大，导致牙整体移动阻力更大[5]。因此，上下牙弓拔牙间隙两侧的牙齿都会发生非预期的明显倾斜，而下颌牙齿的倾斜往往更为严重（图9.2）[6]。研究表明，与上颌相比，下颌牙齿向拔牙间隙倾斜的趋势

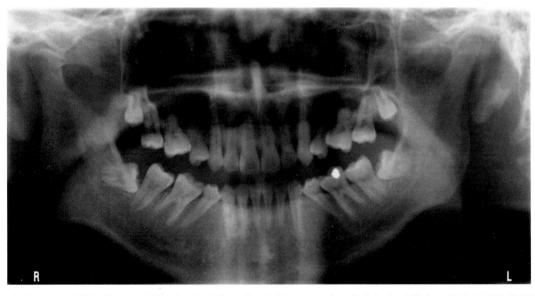

图9.2　与上颌相比，下颌拔牙间隙两侧邻牙更容易发生明显倾斜。通过采取非常规拔牙模式和谨慎地设计拔牙间隙关闭方案，可以避免或最小化这些牙齿的过度倾斜。

更大[1]。因此，医生应该考虑非常规拔牙的设计，而不是常规拔除4颗前磨牙的方案。通常，拔除上颌前磨牙配合下颌IPR或拔除下切牙的非常规拔牙设计，可作为治疗下牙列拥挤的可行选择之一。非常规拔牙模式的设计通常可将传统的拔除4颗前磨牙方案的不利影响降至最低。这些不利影响主要包括拔牙间隙两侧的牙齿倾斜、后牙开殆以及下切牙转矩丧失等（图9.3）。因此，医生应该只在真正必要的时候，才设计上下牙列同时拔除2颗前磨牙。

拔牙矫治Clincheck设计要点

间隙关闭时的牙齿倾斜

在拔牙矫治的Clincheck方案设计中，规划间隙关闭以尽量减少拔牙间隙两侧邻牙倾斜的不利影响就至关重要。目前使用的无托槽隐形矫治设计软件的局限性之一在于，医生无法直观地看到虚拟屋顶曲产生的牙移动。因此，医生只能大致预测虚拟屋顶曲的效果。理想情况下，设计软件应该显示由虚拟屋顶曲产生的牙移动，以便医生调整其分步。目前，医生只能要求特定矫治阶段设计虚拟屋顶曲，而每个阶段产生的牙移动量是设计软件自带的，且不可任意调整。尽管如此，医生应确保在拔牙间隙关闭的过程中加入虚拟屋顶曲，以防止牙齿过度倾斜并实现理想的牙根平行度。

除虚拟屋顶曲外，还应考虑对牙根移动设计过矫治以防止牙冠倾斜（图9.4）。可以在设计虚拟屋顶曲的同时要求设计过矫治。对拔牙矫治过程中的困难牙移动应该设计过矫治，这主要包括间隙关

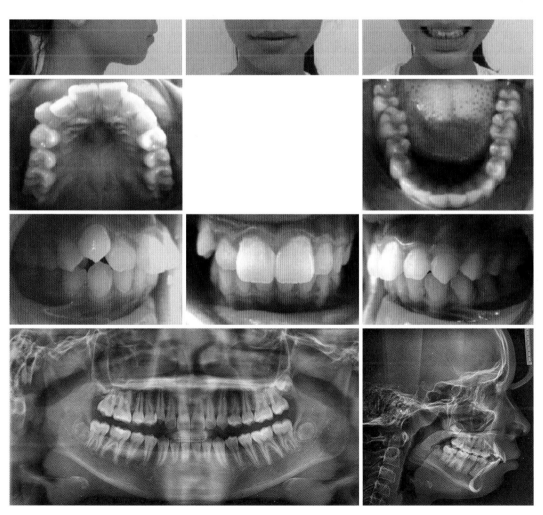

图9.3　为患者K.J.设计了拔除2颗上颌第一前磨牙和下颌IPR的非常规拔牙模式，以避免后牙开殆、下磨牙近中倾斜和下切牙转矩丧失等不利影响。如治疗结束全景片所示，通过矫治获得了近乎理想的牙根平行度。

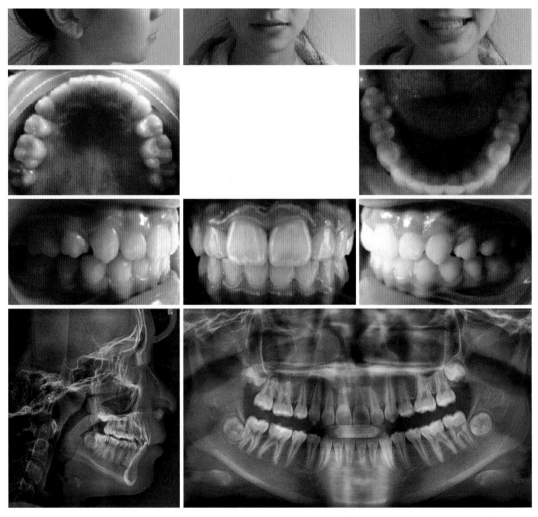

图9.3（续）

闭时牙齿的整体移动和切牙内收时的根舌向转矩控制[2]。值得注意的是，增加前牙根舌向转矩将导致第一磨牙的近中倾斜[7]。因此，应考虑对第一磨牙设计远中倾斜过矫治，这个效应类似于固定矫治中的后倾弯。研究表明，在间隙关闭时除了使用附件外，设计第一磨牙的远中倾斜过矫治有助于抵消其近中倾斜力，保持牙齿的近远中轴倾度，从而实现磨牙的整体移动。

　　理想情况下，通过在后牙的舌侧面设置压力点或压力嵴，可有效控制磨牙过度倾斜和后牙开𬌗等不利影响。早期研究表明，与传统的附件相比，G6优化附件对上颌磨牙的近中倾斜有更好的抵抗力[2]。在G6优化附件相对的舌侧区域增加压力点，

可通过力偶效应增强优化附件的作用，实现更多的整体牙移动（图9.5）。

后牙近移的设计考量

　　在Clincheck方案设计中，最重要的考虑因素之一是在间隙关闭过程中后牙的近移量。如果后牙有计划做超过3mm的大量近移，医生应预计出现磨牙明显近中倾斜、后牙开𬌗及切牙转矩丧失。在拔牙矫治中，磨牙整体近移的量越大，牙冠近中倾斜的可能性就越大。临床试验表明，在牙列拥挤度较大的拔牙矫治病例中，第一磨牙表现出较少的近移和近中倾斜[2]。有证据表明，治疗初期牙列拥挤度越

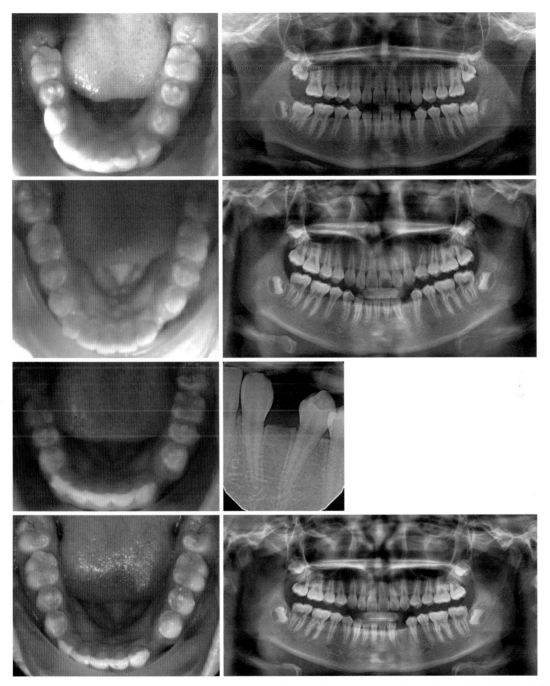

图9.4 患者N.P.的左下侧切牙先天缺失，计划移动左下尖牙替代缺失的侧切牙，因此需要留出左下尖牙种植修复的空间。在为期10个月的第1阶段矫治器治疗过程中，左下尖牙近中移动，左下第一前磨牙远中移动，从而在两颗牙齿之间形成种植修复空间。然而，第1阶段矫治器没有设计虚拟屋顶曲，导致两颗牙齿过度倾斜且牙根平行度差。在随后12个月的精细调整过程中，除了牙根移动的过矫治外，还应用了虚拟屋顶曲以分开牙根。添加虚拟屋顶曲和牙根移动过矫治可使尖牙与前磨牙牙根分开。

大，磨牙支抗丧失就越少[8]。在拥挤的牙弓中，拔牙间隙通常被用于缓解牙列拥挤和前牙内收，而不是后牙近移。当涉及后牙大量近移的拔牙矫治方案时，医生应特别谨慎，同时应考虑是否采用非拔牙的方法作为替代，以避免拔牙矫治中大量后牙近移带来的不良影响。

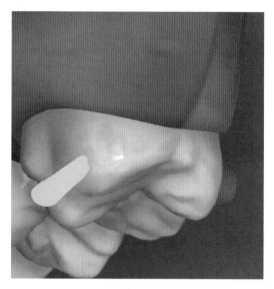

图9.5　理想情况下，可在后牙咬合平面附近的舌侧面设置压力点。压力点产生的颊向力可以对抗G6优化附件产生的舌向力，从而产生力偶效应。这对力偶将使得后牙在间隙关闭期间产生更多的整体移动。

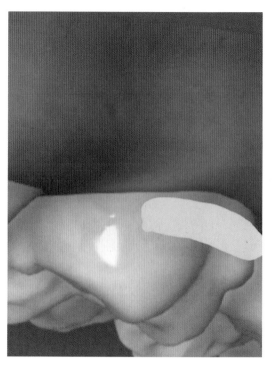

图9.6　理想情况下，在后牙颈部附近的舌侧面上加入压力嵴或压力点，可以在拔牙矫治过程中增加根颊向转矩。然而，目前隐适美软件不允许在舌面或后牙上放置压力嵴或压力点（uLab软件提供了这些选项）。重要的是，在设计软件中确认后牙具有足够的根颊向转矩，以防止腭尖下垂、咬合干扰和后牙开𬌗。

控制后牙转矩

控制后牙的颊舌向倾斜度对达成合适的后牙咬合、理想的颊侧覆盖，以及防止咬合干扰至关重要。通常，后牙不充分的根颊向转矩会导致腭尖下垂、咬合干扰和后牙开𬌗。为了实现适当的后牙颊舌向转矩，医生应在无托槽隐形矫治方案设计中确保充分扩弓和在上颌磨牙设计足够的根颊向转矩[4]。

隐适美G8改良包括优化扩弓附件和矫治器外形改变，改善了扩弓时后牙的根颊向转矩表达[9]。然而，G8的有效性还没有得到严格的评估，而且在拔牙矫治病例中常不能使用（G8只能在设计了特定扩弓量的病例中使用）。理想情况下，每当设计了明显的根颊向转矩时，矫治器的外形改变应该是默认使用的。同样，隐适美软件应允许医生自由添加后牙的压力嵴或压力点以补充根颊向转矩，而这些特性目前在uLab设计软件中可由医生自由设计和使用（图9.6）。

内收时控制前牙

拔牙矫治的主要挑战之一是在内收过程中对前牙转矩和垂直向的控制。在拔牙矫治关闭间隙的过程中，前牙容易出现比设计量更多的舌倾，导致前牙过度内收和深覆𬌗[2]。通常，医生不得不在上前牙设计压低过矫治以防止覆𬌗加深（图9.7）。上述情况与临床研究的结论一致，这些研究认为过矫治可以提高前牙压低移动的效果[10]。如第6章所述，设计前牙压低过矫治往往会导致模拟方案最终的前牙覆𬌗看起来很浅。在拔牙减数的牙弓中可以考虑加入压力嵴，如果初始的切牙倾斜度正常或舌倾时，则更应考虑设计压力嵴以控制前牙转矩。研究还主张在方案设计中加入切牙根舌向转矩的过矫治，以达到控制前牙转矩的目的。

对于初始覆𬌗较深和上颌垂直向发育过度的患者，应考虑在前牙区使用支抗钉辅助压低上切牙，避免在前牙内收时咬合加深（图9.7）。

目前的设计软件缺乏整合头颅定位侧位片数据的能力，这是拔牙矫治中前牙控制的局限性之一。如果可以把头影测量和无托槽隐形矫治方案设计有效结合起来，将大幅提高前牙移动（特别是转矩和垂直向控制）的精确度（图9.8）。

拔牙矫治的临床监控

更换矫治器的频率

隐适美认为每7天更换矫治器可在缩短疗程的同时保证疗效[11]。然而，多项研究对这一说法提出质疑并表明，相较于7天和10天，每14天更换矫治器可以使牙冠远中竖直、冠颊向转矩和下后牙压低

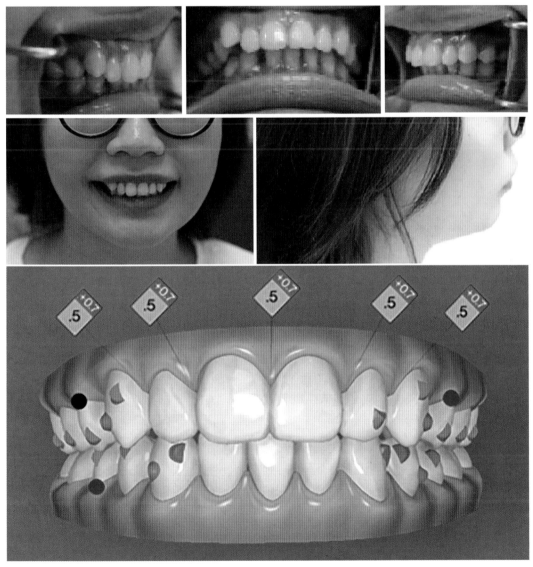

图9.7　对于患者W.W.，医生设计了拔除上颌第一前磨牙，但在上前牙内收过程中转矩控制不佳。结果如头颅定位侧位片所示，切牙转矩有明显的丧失。转矩的丧失还导致切牙伸长、咬合加深和不美观的牙龈暴露。医生对上切牙设计的压低和根舌向转矩不足，终末位置的覆𬌗也偏深。为了尽量减少牙龈暴露量，在上颌侧切牙的远中植入支抗钉以施加压低力。切牙需要恢复到正确的转矩并压低以打开咬合。

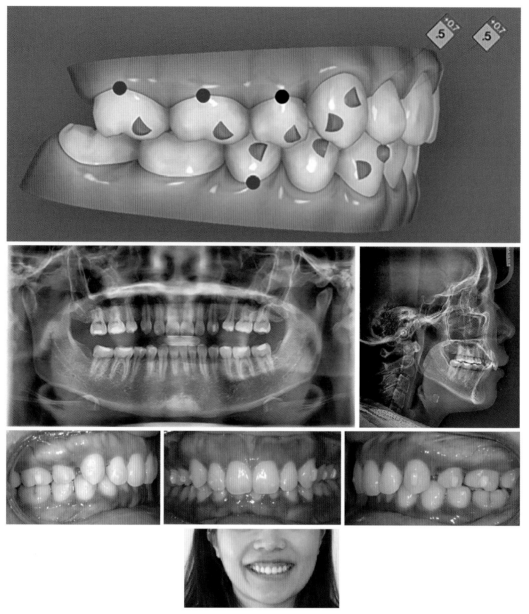

图9.7（续）

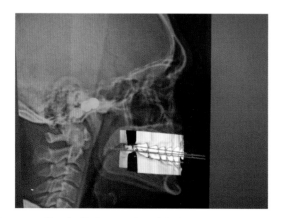

图9.8　目前无托槽隐形矫治设计软件还无法将头影测量数据与牙移动完全整合。理想情况下，设计软件应允许在治疗全程拟合头影测量的变化。这种整合将使所有维度上的切牙移动设计更精确。

等复杂移动更准确[12]。早期研究还表明，与每周更换矫治器的患者相比，14天更换矫治器的患者更有可能通过一个阶段完成治疗[13]。考虑到拔牙矫治中涉及大量后牙竖直和转矩控制等复杂牙移动，建议每14天更换矫治器以获得精确的牙移动效果。这种14天更换矫治器的方式对成年患者是特别推荐的，因为已证实成年人的牙移动速度比儿童更缓慢[14]。

矫治期间的牙齿倾斜

通常拔牙间隙两侧的牙齿在矫治过程中容易向拔牙间隙倾斜，临床表现为矫治器的不贴合。在这种情况下，可以考虑延长不贴合矫治器的佩戴时间，以允许倾斜的牙齿向其目标位做更多的移动。还可以使用手动器械在有问题的矫治器区域添加压力点，以改善矫治器的贴合度和包裹性。例如，可以在矫治器颈部放置凹痕，以改善过度倾斜磨牙的固位。重要的是，在矫治过程中解决不贴合可以最大限度地减少精细调整的时间和对片段弓等辅助装置的需求。

联合治疗

在无托槽隐形矫治拔牙治疗中，及时采用联合治疗进行干预对于获得成功的治疗结果和最大限度地减少治疗时间至关重要。通常，向拔牙间隙倾斜的邻牙需要使用辅助装置竖直。医生应该考虑在精细调整之前用片段弓或粘接金属扣垂直牵引来调整（图9.9）[6]。在后牙明显直立后，可以采用附加矫治器进行精细调整。一项比较固定矫治器和无托槽隐形矫治器在拔除第一前磨牙病例疗效的研究显示，二者疗效相当，但无托槽隐形矫治病例需要多达7个月的精细调整[3]。及时采用联合治疗的方法可以更有效地竖直倾斜的磨牙、缩短精细调整的过程，从而减少整体疗程。

提高运用无托槽隐形矫治器进行拔牙矫治的疗效

最近的研究表明，随着G6方案和辅助工具的使用，采用无托槽隐形矫治器进行拔牙矫治的疗效有所提高[15]。然而，拔牙间隙关闭和前牙内收过程中仍存在缺陷，包括前牙转矩丧失、覆𬌗加深、拔牙部位邻牙过度倾斜以及后牙咬合接触不良。通过考虑拔牙矫治时无托槽隐形矫治器的力学特征，在方案设计中明智地规划切牙和磨牙的移动，以及在治疗过程中及时通过辅助装置修正，才能减少或避免上述不良后果。这些方法的目的是提高拔牙矫治过程中牙移动的精确度，从而最大限度地减少不良影响。未来，应用无托槽隐形矫治器进行拔牙矫治的革新在于膜片材料与辅助措施的进步，从而产生更理想的力学系统，实现更精确的牙移动。

参考文献

[1] Baldwin DK, King G, Ramsay DS, Huang G, Bollen AM. Activation time and material stiffness of sequential removable orthodontic appliances. Part 3: premolar extraction patients. Am J Orthod Dentofac Orthop. 2008;133(6):837–45.

[2] Dai FF, Xu TM, Shu G. Comparison of achieved and predicted tooth movement of maxillary first molars and central incisors: first premolar extraction treatment with Invisalign. Angle Orthod. 2019;89(5):679–87.

[3] Gaffuri F, Cossellu G, Lanteri V, Brotto E, Farronato M. Comparative effectiveness of Invisalign and fixed appliances in first-premolar extraction cases. J Clin Orthod. 2020;52(5):294–301.

[4] Bowman SJ, Celenza F, Sparaga J, Papadopoulos MA,

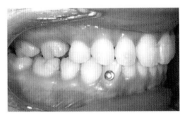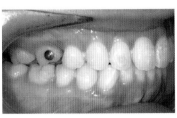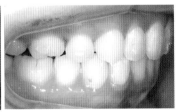

图9.9　在拔牙矫治病例第1套矫治器的末期添加辅助装置可以有效地纠正近中倾斜的后牙。具体到这名患者，在其右上磨牙粘接了一个舌侧扣，与对颌右下第二前磨牙上精密切割之间进行垂直牵引。经过3个月的垂直牵引，在精细调整前磨牙伸长至理想的倾斜度并建立了适当的咬合关系。

Ojima K, Lin JC. Creative adjuncts for clear aligners, part 3: extraction and interdisciplinary treatment. J Clin Orthod. 2015;49(4):249–62.

[5] Devlin H, Horner K, Ledgerton D. A comparison of maxillary and mandibular bone mineral densities. J Prosthet Dent. 1998;79(3):323–7.

[6] Zhu Y, Li X, Lai W. Treatment of severe anterior crowding with the Invisalign G6 first-premolar extraction solution. J Clin Orthod. 2019;53(8):459–69.

[7] Tuncay O, Bowman SJ, Amy B, Nicozisis J. Aligner treatment in the teenage patient. J Clin Orthod. 2013;47:115–9.

[8] Geron S, Shpack N, Kandos S, Davidovitch M, Vardimon AD. Anchorage loss--a multifactorial response. Angle Orthod 2003;73(6):730–37.

[9] Align Technology. Align Technology announces Invisalign G8 with new Smartforce aligner activation features. 2020. https://investor.aligntech.com/news-releases/news-release-details/align-technology-announces-invisalign-g8-new-smartforce. Accessed 25 Jul 2021.

[10] Haouili N, Kravitz ND, Vaid NR, Ferguson DJ, Makki L. Has Invisalign improved? A prospective follow-up study on the efficacy of tooth movement with Invisalign. Am J Orthod Dentofac Orthop. 2020;158(3):420–5.

[11] Fry R. Weekly aligner changes to improve Invisalign treatment efficiency. J Clin Orthod. 2017;51(12):786–91.

[12] Al-Nadawi M, Kravitz ND, Hansa I, Makki L, Ferguson DJ, Vaid NR. Effect of clear aligner wear protocol on the efficacy of tooth movement. Angle Orthod. 2021;91(2):157–63.

[13] Bollen AM, Huang G, King G, Hujoel P, Ma T. Activation time and material stiffness of sequential removable orthodontic appliances. Part 1: ability to complete treatment. Am J Orthod Dentofac Orthop. 2003;124(5):496–501.

[14] Dudic A, Giannopoulou C, Kiliaridis S. Factors related to the rate of orthodontically induced tooth movement. Am J Orthod Dentofac Orthop. 2013;143(5):616–21.

[15] Gaffuri F, Cossellu G, Lanteri V, Brotto E, Farronato M. Comparative effectiveness of Invisalign and fixed appliances in firstpremolar extraction cases. J Clin Orthod. 2020;52(5):294–301.

第10章　咬合跳跃的精确度

The Predictability of Bite Jumps

目录

什么是咬合跳跃？

咬合跳跃是无托槽隐形矫治器治疗复杂错𬌗畸形方案设计中的一个重要组成部分。咬合跳跃用于模拟上下颌骨移动带来的颌间关系的改变。这些移动包括矢状向移动、前牙开𬌗矫治中上下颌骨的旋转移动，以及在矫治不对称畸形时上下颌骨围绕垂直轴的旋转移动。现有的无托槽隐形矫治设计软件中，隐适美的设计软件拥有最先进的咬合跳跃功能，它可以设计上颌骨或下颌骨的矢状向、垂直向和横向移动。医生可以在处方表中选择咬合跳跃，也可以在方案设计过程中要求添加咬合跳跃。

与咬合跳跃有关的最常见的问题是如何选择合适的适应证和使用时机。在无托槽隐形矫治方案设计中，应将咬合跳跃视为矢状向、垂直向或横向颌间关系的变化预测与模拟。咬合跳跃的适应证主要包括下颌预期有明显增长的生长发育期患者、开𬌗矫治中涉及的下颌逆旋以及正畸正颌联合矫治。在没有使用功能矫治器或存在生长发育的情况下，使用咬合跳跃来模拟大量间隙关闭或显著的Ⅱ类关系纠正等不现实的移动，将导致设计的牙齿和颌骨移动无法实现，以及方案设计中终末位置不准确。

咬合跳跃可设计为一个单独的阶段，也可设计为一系列的过程来模拟颌骨移动。非手术矫治中前牙开𬌗纠正的实际时间难以预测，然而，方案设计时通常采用单一阶段咬合跳跃来模拟开𬌗矫治的颌间关系变化。多个增量阶段式分次咬合跳跃适用于模拟使用功能矫治器的治疗，如下颌前导MA矫治器。这种设计可以模拟传统功能矫治器的效果，短期来看，在Ⅱ类错𬌗畸形矫治中分次前导下颌的治疗效果比一次最大量前导更好[1]。也可以用一个较短的阶段来模拟上牙弓整体远移的效果。

本章将描述在无托槽隐形矫治方案设计中使用咬合跳跃的适应证、禁忌证和原则，以及如何合理设计方案以获得更可预测的治疗结果。归纳咬合跳跃在成人与生长期儿童中应用的特点，以及在涉及功能矫治器、磨牙远移和正颌手术病例中的应用。

咬合跳跃的适应证

生长期的患者

咬合跳跃最基本的适应证之一是模拟处于生长期的儿童和青少年真实的颌骨生长（表10.1）。咬合跳跃经常被用于使用无托槽隐形矫治器进行 I 期矫治或隐适美First套装中，因为这些患者在治疗期间肯定会出现明显的下颌生长。特别是对于生长期的 II 类或 III 类患者，应在提交处方表时要求设计咬合跳跃以模拟颌骨矢状向的矫形变化。如第2章所述，III 类患者可以采用无托槽隐形矫治联合面具前牵引的方法促进上颌向前生长。此时为了模拟上颌骨的显著前移和前牙反𬌗的解除，设计咬合跳跃是必要的（图10.1）。

同样，II 类患者也可以采用隐形矫治加 II 类矫形装置（如头帽口外弓）联合治疗的方法。这样的矫治方案需要设计咬合跳跃以模拟治疗期间下颌骨的向前生长。咬合跳跃的应用将更真实地呈现 II 类关系的纠正（图10.2）。在设计包含咬合跳跃的方

案时，医生还应该通过常用的生长发育指标，如手腕骨骺成熟度分期、身高和颈椎分期（CVM）等预测可能的生长量[2]。剩余生长空间很小甚至没有生长的 II 类患者是使用咬合跳跃模拟下颌骨显著前移的禁忌证（除非医生计划进行正颌手术纠正颌间关系）。

咬合跳跃也适用于使用无托槽隐形矫治器配合颌间牵引，对生长期的 II 类和 III 类患者进行 I 期矫治。虽然已经证明颌间牵引主要带来的是牙及牙槽骨效应，但咬合跳跃仍然是有意义的，因为生长期的患者会出现可预见的明显下颌生长[3]。医生在治疗过程中可以通过咬合跳跃来模拟下颌生长（图10.3）。

对使用无托槽隐形矫治器导下颌向前的患者，设计咬合跳跃模拟下颌前导的位置是非常必要的。如第3章所述，与处于生长发育高峰前期的患者相比，生长发育高峰期的患者佩戴隐适美下颌前导MA矫治器更容易产生骨效应[4]。咬合跳跃必须纳入隐适美下颌前导MA矫治器的方案设计中，通常的设计是下颌分步前导2mm直至切对切位置（或过矫治位置），但确切的前导量可以由医生调整。

开𬌗矫治

用无托槽隐形矫治器进行开𬌗矫治的研究表明，正常覆𬌗的建立是通过前牙伸长、磨牙压低和下颌逆旋共同完成的[5]。咬合跳跃可以模拟真实的下颌自动旋转。在大多数开𬌗矫治的病例中，隐形矫治方案会显示后牙的压低、切牙伸长以及模拟下颌逆旋的咬合跳跃，在治疗结束时前牙开𬌗得到纠正。

正颌外科手术

正颌外科手术带来的大范围颌骨移动应在术前去代偿结束时，通过咬合跳跃进行模拟。建议正畸医生与正颌手术医生协作设计咬合跳跃，这样可以

表10.1　咬合跳跃常见的适应证和禁忌证

适应证	禁忌证
生长期患者	在没有生物力学支持的情况下纠正过大的覆盖
纠正前牙开𬌗时的下颌逆旋	关闭拔牙间隙
正颌外科手术	支抗钉辅助的移动
牙性功能性偏斜	大范围的间隙关闭

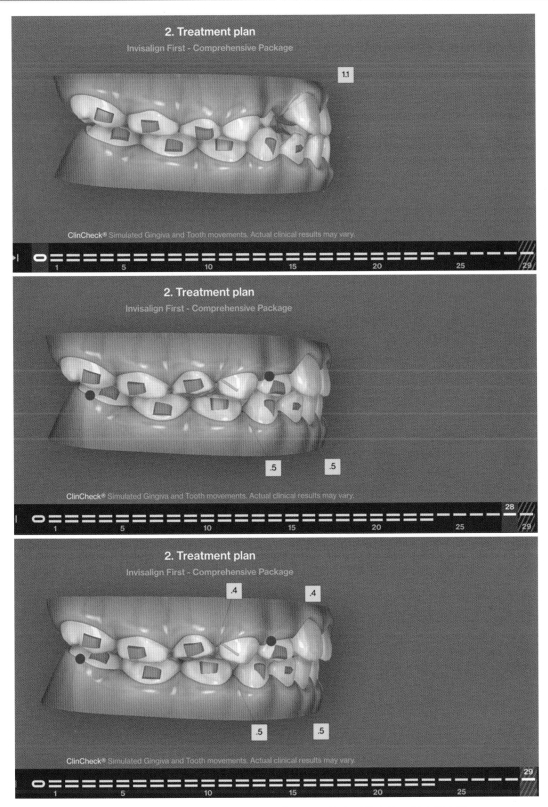

图10.1　对于患者A.P.，计划在第29步进行咬合跳跃模拟生长和使用面具前牵引带来的上颌向前生长。

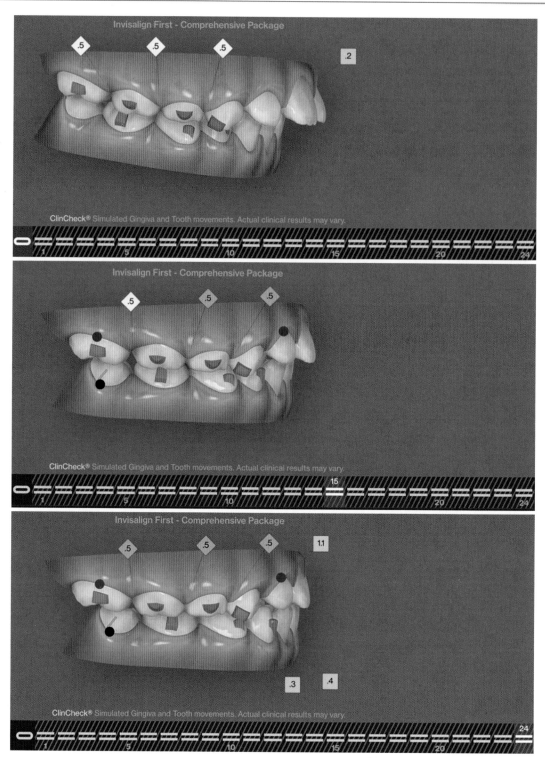

图10.2 生长期的Ⅱ类错𬌗畸形患者使用矫形治疗所达到的下颌向前生长效果，可以用连续的咬合跳跃模拟。对于患者M.S.，头帽口外弓向上牙弓提供远移力以矫治Ⅱ类错𬌗畸形。

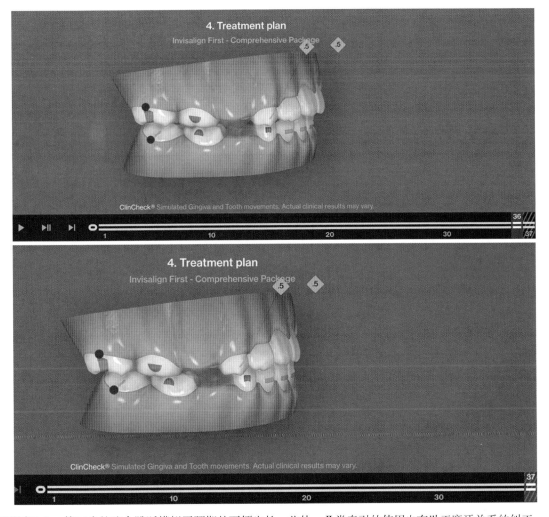

图10.3 对于患者O.S.，第37步的咬合跳跃模拟了预期的下颌生长。此外，Ⅱ类牵引的使用也有助于磨牙关系的纠正。

制订明确的治疗方案和术前去代偿计划，从而优化手术效果[6]。例如，对于同一名Ⅲ类患者，如果做下颌后退联合上颌前移术式，与仅做下颌后退术式相比，咬合跳跃和术前去代偿设计都有很大不同。无论哪种情况，术前去代偿的牙移动都将包括去除切牙唇舌向倾斜代偿以增加反覆盖，但精确的牙移动将因手术术式设计而不同。如果患者的横向差异严重到需要进行上颌骨截骨术，那么后牙反𬌗和中线偏斜在术前去代偿阶段将不做处理。相反，对于单颌手术，非手术牙弓中的中线偏斜应在术前去代偿阶段给予纠正[6]。

牙性功能性偏斜

在某些情况下咬合干扰会导致功能偏斜，临床表现为中线不一致、后牙反𬌗和其他横向不调。咬合跳跃适用于这种牙性功能性偏斜的纠正。通常，咬合跳跃在解除咬合干扰后显示。

咬合跳跃的使用原则

咬合跳跃的可预测性

在设计咬合跳跃时，医生应确认计划的牙齿和颌骨移动是否有可能发生。如果对咬合跳跃所代表的移动有很大的不确定性，那么在方案设计中就应该避免使用。从概念上讲，咬合跳跃应该被认为是对上、下颌骨或二者一起的颌骨移动的模拟。但有一个例外，那就是对功能性偏斜的矫治，咬合跳跃代表的是牙移动（译者注：在功能性偏斜方案设计中出现的咬合跳跃应是模拟去除牙齿错位带来的咬合干扰后的颌位变化）。

特别需要注意的是，咬合跳跃不应被用作生物力学上不现实的牙移动的替代方法。例如，一名非生长期患者的方案设计终末位仍有过大的覆盖，那么设计咬合跳跃来模拟覆盖的减小是不切实际的。如果不采用可以切实矫治Ⅱ类错𬌗畸形的力学设计，就不应该设计这样的咬合跳跃（图10.4）。最近的研究表明，在无托槽隐形矫治配合Ⅱ类牵引治疗Ⅱ类错𬌗畸形的过程中，没有发现矢状向上咬合关系的改善[7]。因此，单靠Ⅱ类牵引是否能产生咬合跳跃所预测的明显矫治效果，是值得怀疑的。

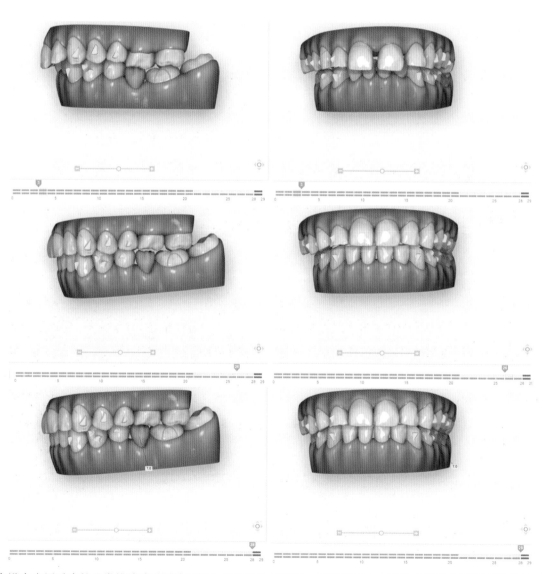

图10.4　在没有应用适当的Ⅱ类错𬌗畸形矫治生物力学支持的情况下，不应使用咬合跳跃来模拟前牙深覆盖的矫治。在这个隐形方案设计中，医生在第28步设计了一个非常不现实的咬合跳跃，这个咬合跳跃模拟了中线偏斜和前牙深覆盖的纠正，但又没有相适应的生物力学来支持这些效果的实现。这种方案设计将导致预测与实际咬合关系之间出现差异。

咬合跳跃的时机

对于开𬌗的矫治，咬合跳跃通常在方案设计的末尾显示。咬合跳跃可以作为最后一步紧接在模拟上下颌双侧第一磨牙间弹力链效应（在隐适美矫治器中称为"上下颌虚拟C链"）的过矫治之后。由于很难准确预测口内何时会出现前牙开𬌗的改善，因此将咬合跳跃放在最后会更明智（而不是在矫治过程的中间或初始）。尽管如此，实际情况常常是在疗程中段观察到前牙开𬌗的纠正。正畸正颌联合治疗的方案中，咬合跳跃放在术前矫治的最后以模拟正颌手术产生的颌骨移动。

对于生长期的患者，咬合跳跃需要贯穿整个治疗过程，以准确模拟下颌的连续生长。在这种情况下，咬合跳跃将出现在每一步矫治器中。这种连续的咬合跳跃模式适用于模拟Ⅱ类错𬌗畸形的功能矫治、生长发育高峰患者使用Ⅱ类和Ⅲ类牵引，以及采用面具前牵引进行的Ⅲ类矫形治疗（图10.5）。

对于带下颌前导功能的隐形矫治器，咬合跳跃也可以设定为下颌逐渐向前移动的增量变化。这种分步前导的方式与最近的研究结果相吻合。这些研究观察到，与单步最大量的咬合跳跃相比，在固定或可摘的功能矫治器中逐步导下颌向前，可以更大程度地减小ANB角，且能更好地控制切牙唇倾[8]。通常情况下，每次咬合跳跃将导下颌向前约2mm。医生可以对每次咬合跳跃的下颌前导量进行精确控制，直至达到切对切的位置。

另一个不太常见但可行的咬合跳跃的时机是在矫治中间设计一个短的序列。这种模式可以用于模拟2～2.5mm的上颌或下颌磨牙远移（图10.6）[9]。

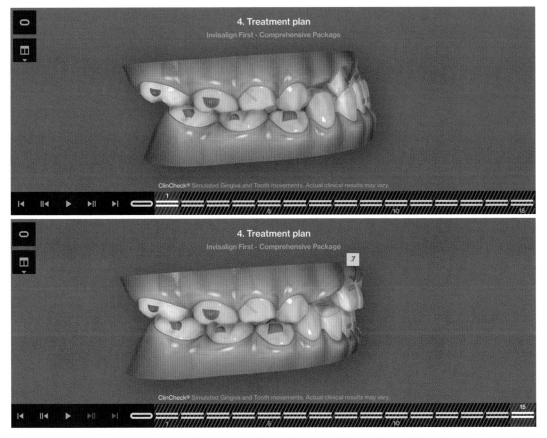

图10.5 对于生长期的患者，应该设计咬合跳跃并在方案设计中设置为全程连续显示来模拟下颌生长。对于患者W.W.，矫治方案中连续显示的咬合跳跃模拟了上颌向前生长和使用面具前牵引的上颌前移。

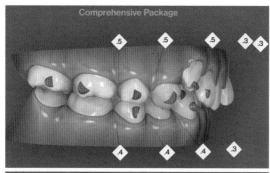

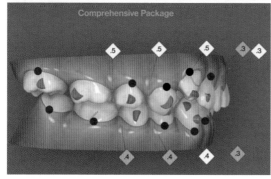
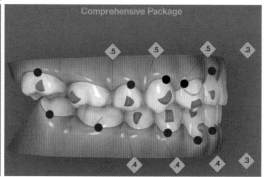

图10.6　咬合跳跃可以用来模拟牙列远移的效果。对于患者A.C.，咬合跳跃模拟了右侧上颌磨牙远移约1.5mm的效果。

咬合跳跃通过显示上牙弓内收来模拟磨牙远移过程中Ⅱ类关系的矫治（或Ⅲ类关系的矫治）。这种情况需要使用磨牙远移矫治器等辅助装置，以实现计划的远移量。

有争议的咬合跳跃的应用

非生长期安氏Ⅱ类患者的深覆盖纠正

　　咬合跳跃最常见的误用之一是在没有适当的生物力学支持下（例如功能矫治器或磨牙远移装置），为非生长期的Ⅱ类患者设计大范围的深覆盖矫治。这种咬合跳跃的应用是不切实际的，因为它代表了无法实现的移动。也因此，深覆盖的矫治很可能无法实现，这将导致临床结果与隐形方案设计的结果出现很大偏差。

　　在成人严重的Ⅱ类或Ⅲ类错𬌗畸形患者的代偿治疗中，也经常看到这种误用。这种情况下，如果没有正颌手术或Ⅱ类矫治的辅助手段，建议避免设计咬合跳跃，改为设计一个更现实的矫治方案。

辅助使用支抗钉的病例

　　对于辅以支抗钉的牙移动，设计过矫治比咬合跳跃更能得到可预测的结果（图10.7）。如第6章所述，对于深覆𬌗和上颌骨垂直向发育过度的患者，额外的2~3mm的上前牙压低可以通过支抗钉的辅助来实现。为了更真实地模拟压低移动，医生应该设计上颌前牙的过矫治，而不是咬合跳跃。一个例外是支抗钉辅助的上下颌后牙压低用于矫治前牙开𬌗（见第7章）。咬合跳跃可以用于模拟下颌逆旋，因为这是一个真实的可实现的移动[10]。

拔牙病例

　　在拔牙病例中通常不建议使用咬合跳跃，因为它可能会给各个方向上的牙移动和颌骨关系带来误导。如第9章所述的，医生在设计拔牙病例时应采取G6方案等措施，以确保拔牙间隙关闭和切牙内收移动的精确度[11]。在拔牙病例中，通常不会出现如咬合跳跃所显示的那么大范围的颌骨移动（涉及下

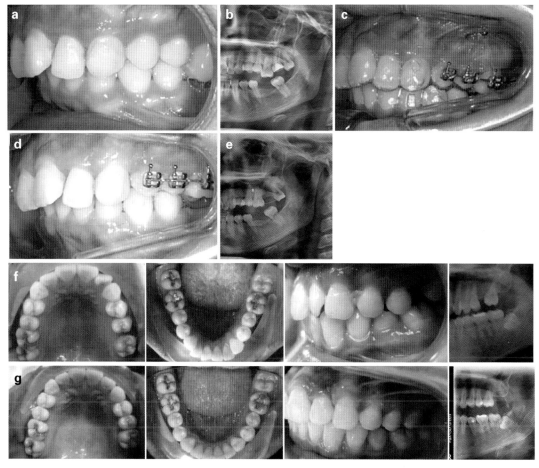

图10.7 （a和b）对于患者O.L.，左上第一磨牙需要大量压低为对颌的种植修复创造空间。对于左上第一磨牙的压低没有设计咬合跳跃，因为这会反映不现实的牙移动。（c）采用片段弓和支抗钉联合辅助压低磨牙，同时控制磨牙的颊舌向倾斜。（d和e）治疗6个月后，左上第一磨牙出现明显压低。额外的压低也是必要的，以便为对颌的磨牙修复体创造足够的空间。（f和g）不应采用咬合跳跃来模拟大范围的间隙关闭。相反，大范围的间隙关闭应该以循序渐进的方式进行设计，以实现可预测的治疗结果。对于患者J.Y.，在不使用咬合跳跃的情况下，使用无托槽隐形矫治器关闭左上第二前磨牙与左上第二磨牙之间的剩余间隙，然后在左上后牙段使用短暂疗程的片段弓来直立上颌第二磨牙。

颌骨逆旋的病例除外）。

大范围的间隙关闭

咬合跳跃很少被用于大范围的间隙关闭。相反，如第二磨牙近移至第一磨牙位置的大范围间隙关闭，医生应仔细设计牙移动步骤。大范围的间隙关闭可能需要与固定矫治器相结合进行矫治。例如，用托槽将第二磨牙近中移动到第一磨牙的位置，近中移动的力来自间隙前段的支抗，也就是上颌第一、第二前磨牙（图10.7）。

下颌偏斜

一些牙性功能性偏斜是由牙齿错位等可以被正畸治疗纠正的原因导致的，此时咬合跳跃适用于这类牙性功能性偏斜的纠正。对下颌不对称患者采用不对称的BSSO正颌手术进行治疗，咬合跳跃可以模拟手术的效果（图10.8）。咬合跳跃的另一个可行的用途是牙性功能性下颌偏斜的纠正，在这种情况下我们确信正畸牙移动可以解决病因。例如，由单颗前牙反𬌗导致的功能性偏斜，治疗方案中可以设计咬合跳跃，因为反𬌗会在矫治过程中得到缓解，而由此引起的下颌偏斜也会得到改善。

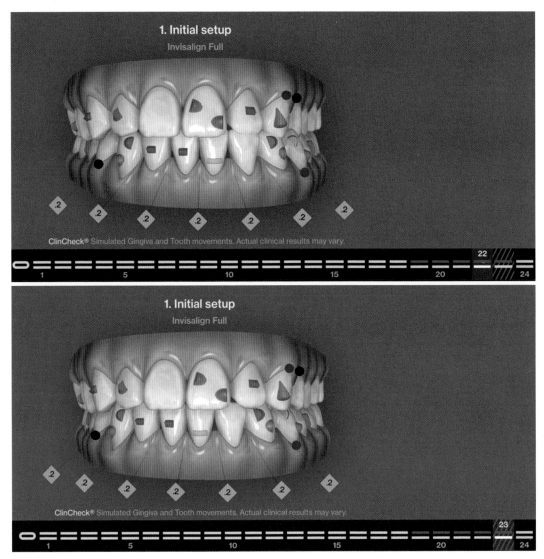

图10.8　对于患者F.C.，第23步设计咬合跳跃以表示不同的下颌骨矢状劈开术。咬合跳跃模拟了下颌骨向患者右侧的移动、上下中线的协调以及左侧后牙反𬌗的纠正。

然而，对骨性偏斜的患者而言，如果没有设计颌骨不调的纠正，而是使用如斜形牵引等代偿治疗措施时，设计咬合跳跃是禁忌，因为没有矫治机制能支持实现相应的颌骨移动。

临床结果与咬合跳跃模拟之间出现差异的解决方案

即使合理地使用咬合跳跃，隐形矫治有时也不能达到预期的临床效果。在这些情况下，有必要通过精细调整或联合使用片段弓的方式进一步调整咬合，使其达到咬合跳跃所模拟的结果。

生长期的患者

对于生长期的Ⅱ类和Ⅲ类患者，通常需要使用附加矫治器进行全面的综合矫治来完成对咬合关系的精细调整。这对下颌前导的患者来说尤其常见，因为在下颌前导的位置几乎总是有严重的前牙咬合干扰和后牙开𬌗，必须通过精细调整来解除前牙咬合干扰并使后牙咬合紧密。由于精密翼托的存在，下颌前导MA矫治器会限制后牙的移动，所以需要通过精细调整来协调后牙位置及咬合关系（图10.9）。

正颌外科手术

在涉及正颌外科手术的病例中，为了达到理想的治疗效果，通常不能避免精细调整[12]。口内扫描可以在术后第4周进行，并随后制定完善的精细调整疗程。相比简单的正颌手术，复杂术式的病例（如同时进行LeFort Ⅰ型截骨术、下颌矢状劈开截骨术和颏成形术）更需要完善的精细调整，而且精细调整的疗程会更长。例如，同时涉及上颌骨前段截骨术和下颌升支矢状劈开截骨术的病例就可能会需要进一步调整上牙弓形态，以及如后牙反殆的纠正等上下颌骨间横向关系的协调[6]。

开殆矫治

在无托槽隐形矫治器治疗前牙开殆第一阶段后，常常需要进一步的精细调整来完成整个病例的治疗[10]。临床结果往往与咬合跳跃所模拟的理想咬合不一致，即使轻度前牙开殆的矫治也是如此，不过轻度前牙开殆只需要简单精细调整就可使治疗结果更接近目标位的咬合关系。由于严重的前牙早接触、上下后牙压低以及导致下颌逆旋的牙效应与骨效应的精确度不高，前牙开殆矫治后常常出现双侧后牙开殆[5]。这种情况下，医生应考虑采用伸长上、下后牙的方法来进行精细调整。此外，医生还可以采用一些辅助手段，例如在后牙上粘接舌钮进行垂直牵引以建立紧密咬合关系。

反之，最初的治疗阶段可能会导致前牙开殆无法完全纠正。因此，医生必须采用额外的前牙开殆矫治机制。这可以通过在精细调整过程中设计前牙伸长和后牙压低来完成。对于尚有轻度前牙开殆未完全纠正的病例，可以考虑使用短疗程的前牙垂直牵引来实现适当的覆殆。

牙性功能性偏斜

一旦病因得到纠正，牙性功能性偏斜通常会得到解决，但在第一阶段矫治器佩戴完成后通常需要进一步精细调整，以达到咬合跳跃所模拟的结果。

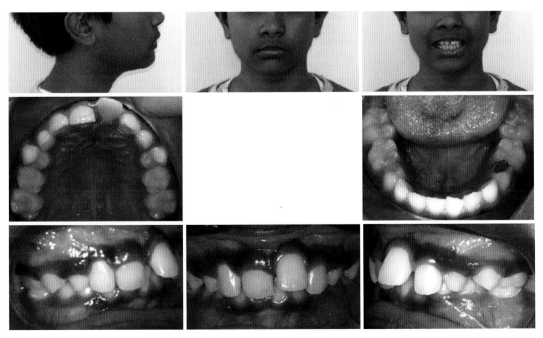

图10.9　对患者A.A.而言，在最初的下颌前导之后，需要对后牙位置进行额外的精细调整。下颌前导MA矫治器对后牙移动的限制通常会导致严重的前牙咬合干扰。精细调整包括纠正双侧后牙开殆和去除前牙严重的早接触。

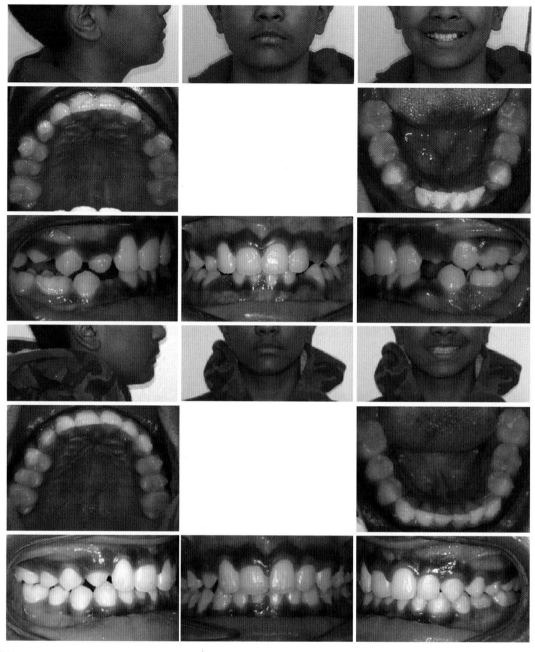

图10.9（续）

具体来说，尽管已经纠正了牙齿错位并消除了导致下颌偏斜的病因，但上下中线不一致仍然可能存在。轻微的中线不一致可以通过在附加矫治器中设计单侧IPR和短期不对称牵引来纠正（图10.10）。

无托槽隐形矫治中咬合跳跃的合理设计

咬合跳跃是无托槽隐形矫治方案设计中最容易被误用的功能之一。误用咬合跳跃可能会导致不切实际的上下颌骨关系纠正的预测，以及临床结果和方案模拟之间的重大差异。在考虑采用咬合跳跃时，指导原则应该是确定其可预测性，即计划中的颌骨移动必须符合生物力学和患者的牙颌面生长规律。然而，即使以现实的方式应用咬合跳跃，临床结果也经常需要进一步精细调整以实现其预测的理想咬合。

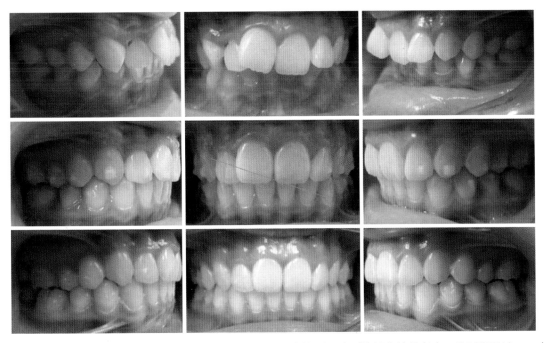

图10.10 通过改善严重咬合干扰纠正功能性偏斜后，轻度的上下中线不一致可能仍会持续存在。这可以通过3～4个月的不对称牵引来协调上下中线。对这名患者而言，初始的矫治器通过不对称的下颌IPR和改善严重的前牙咬合干扰纠正了中线不调。随后，使用了3个月的不对称牵引（左侧为Ⅱ类、右侧为Ⅲ类牵引）以完全实现上下中线协调一致。

参考文献

[1] Santana LG, Avelar K, Flores-Mir C, Marques LS. Incremental or maximal mandibular advancement in the treatment of class II malocclusion through functional appliances: a systematic review with meta-analysis. Orthod Craniofac Res. 2020;23(4):371–84.

[2] Perinetti G, Contardo L. Reliability of growth indicators and efficiency of functional treatment for skeletal class II malocclusion: current evidence and controversies. Biomed Res Int. 2017;2017:1367691.

[3] Janson G, Sathler R, Fernandes TM, Branco NC, Freitas MR. Correction of class II malocclusion with class II elastics: a systematic review. Am J Orthod Dentofac Orthop. 2013;143(3):383–92.

[4] Ravera S, Castroflorio T, Galati F, Cugliari G, Garino F, Deregibus A, Quinzi V. Short term dentoskeletal effects of mandibular advancement clear aligners in class II growing patients. A prospective controlled study according to STROBE guidelines. Eur J Paediatr Dent. 2021;22(2):119–24.

[5] Moshiri S, Araújo EA, McCray JF, Thiesen G, Kim KB. Cephalometric evaluation of adult anterior open bite non-extraction treatment with Invisalign. Dental Press J Orthod. 2017;22(5):30–8.

[6] Lou T, Caminiti M. Orthognathic surgery combined with clear aligner therapy. J Clin Orthod. 2021;55(1):44–58.

[7] Patterson BD, Foley PF, Ueno H, Mason SA, Schneider PP, Kim KB. Class II malocclusion correction with Invisalign: is it possible? Am J Orthod Dentofac Orthop. 2021;159(1):e41–8.

[8] Knösel M, Espinoza-Espinoza GE, Sandoval-Vidal P, Zaror C. Angle class II correction: stepwise mandibular advancement or bite jumping?: a systematic review and meta-analysis of skeletal, dental and condylar effects. J Orofac Orthop. 2020;81(4):286–300.

[9] Ravera S, Castroflorio T, Garino F, Daher S, Cugliari G, Deregibus A. Maxillary molar distalization with aligners in adult patients: a multicenter retrospective study. Prog Orthod. 2016;17:12.

[10] Harris K, Ojima K, Dan C, Upadhyay M, Alshehri A, Kuo CL, Mu J, Uribe F, Nanda R. Evaluation of open bite closure using clear aligners: a retrospective study. Prog Orthod. 2020;21(1):23.

[11] Dai FF, Xu TM, Shu G. Comparison of achieved and predicted tooth movement of maxillary first molars and central incisors: first premolar extraction treatment with Invisalign. Angle Orthod. 2019;89(5):679–87.

[12] Kankam H, Madari S, Sawh-Martinez R, Bruckman KC, Steinbacher DM. Comparing outcomes in orthognathic surgery using clear aligners versus conventional fixed appliances. J Craniofac Surg. 2019;30(5):1488–91.

第11章　无托槽隐形矫治精细调整局限性的临床对策

Overcoming Limitations in Finishing

目录

无托槽隐形矫治的精细调整

无托槽隐形矫治技术自问世以来一直显著发展，但在一些正畸牙移动控制上仍有欠缺，尤其体现在后期精细调整阶段[1]。在无托槽隐形矫治方案设计中，设计软件模拟的结果与临床实际经常不匹配[2]。研究表明，无托槽隐形矫治中伸长是最不精确的移动，一项研究指出伸长移动的实现率仅30%[3]。扭转是无托槽隐形矫治中第二不精确的牙移动。一项前瞻性研究分析了附件和IPR对尖牙移动的影响，结果显示尖牙扭转的平均实现率为36%[4]。这些牙移动的不精确性通常表现为在治疗过程中个别牙齿跟矫治器不贴合。通常这些微小的咬合不调（如未实现扭转纠正的尖牙与侧切牙以及萌出不足的侧切牙）可以通过附加矫治器来解决。

在这种情况下，无论是通过中断疗程并重启矫治，还是采用增加精细调整来纠正轻微的咬合不调，往往都会导致疗程显著增加。也有其他方法可以在矫治过程中解决或改善上述咬合不调，例如使用手动器械或配合辅助装置（图11.1和表11.1）。在某些情况下，矫治器的分步和附件设计不足以产生理想的牙移动。通过手动器械改变矫治器的几何形状，以及使用如片段弓等辅助装置都可以协助完成无托槽隐形矫治器难以实现的牙移动。因此，医生可以避免或缩短使用附加矫治器进行精细调整的疗程。这样可以缩短整体疗程，使正畸治疗更加高效。

在精细调整过程中使用手动器械或辅助工具可纠正牙弓间的咬合不调。在治疗期间，它们可用于增强或改善未达预期的矫治器力学效果，或者结合力学改良来满足最初被忽视的治疗需求。手动器械

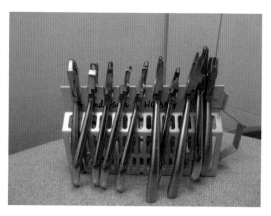

图11.1　手动器械可以通过对复杂牙移动进行补充或增加矫治器力学属性来改善精细调整的效果。正确应用以上措施可减少或避免精细调整，缩短总体疗程。

表11.1　精细调整工具及适用情况

工具	适用情况
1mm压痕钳	用于唇倾、改扭转、舌倾和增加矫治器固位
增隙钳	增加间隙，为唇舌向移动及扭转纠正创造空间
消痕钳	去除不需要的附件或凹槽
3mm压痕钳	制作压力嵴和额外的垂直或水平附件
平导钳	增加或改良平导
打孔钳	制作精密切割和开窗
切割钳	制作精密切割

和辅助工具的加入扩展了无托槽隐形矫治器治疗复杂错𬌗畸形的能力，并增加了矫治器在面对治疗过程中可能出现问题的解决能力。

首先，本章将描述在精细调整阶段可能出现的颌内各向咬合不调的解决方案。然后，讨论颌间咬合不调问题及其处理，以及配合力学改良增强无托槽隐形矫治器疗效的方法。最后，概述在精细调整阶段管理咬合不调的决策过程和干预时机。

颌内咬合不调

第一序列咬合不调

颊舌向偏差最常发生在未按预期去扭转的牙齿上，从而导致矫治器不贴合。研究表明，在上下

颌前牙中尖牙扭转移动的精确度最低[4]。前磨牙扭转的实现率也不足[5]。虽然随着隐适美G7优化附件的应用，上颌前牙扭转移动的精确度有所提高，但设计与临床实际间的偏差仍然存在，这种偏差一般会在矫治后期表现出来。侧切牙移动不佳通常是由患者依从性不良所致，但即使患者的依从性很好，上颌侧切牙和上颌尖牙去扭转效果仍不理想（图11.2）。

对于因扭转改善不良而导致牙齿与矫治器不贴合的情况，可采用手动器械对矫治器进行修改，以补充矫治器提供的扭转力。首先判断扭转牙齿邻触点是否存在足够间隙以提供纠正扭转的空间。如果邻触点过紧，医生应先通过IPR创造足够间隙后再修改矫治器。之后，可以用压痕钳来修改矫治器以创建一个耦合力来帮助牙齿去扭转（图11.3）。凹痕（凹陷）应该放置在近中舌面和远中唇面以形成一对使牙齿向远中舌侧方向旋转的力偶（图11.4a）。相反，需反方向旋转时凹痕位置交换。凹槽直径应为1mm左右，这样可使改良的矫治器重新与脱套的牙齿贴合。稍微大一点的凹痕（如3mm）可用于补充额外的力来解决较大的偏差。应该注意到由于矫治器轻微变形，需要比平时更大的力才能使矫治器佩戴到位。临床上可以推荐患者使用咬胶（图11.4b）以确保有凹痕的矫治器完全就位。

这种修改矫治器产生额外扭转力的方法存在一

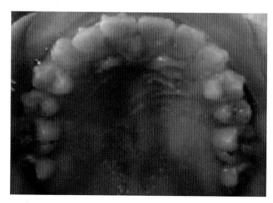

图11.2　患者J.X.右上侧切牙和尖牙的扭转没有在第1阶段矫治后得到完全纠正。

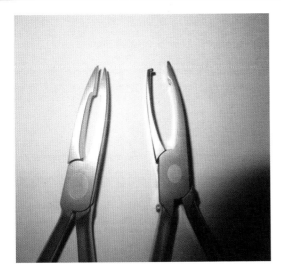

图11.3　1mm的压痕钳（右）可用于改变矫治器的几何形状，并为唇倾、去扭转或舌倾等移动补充矫治力。

定局限性。它对前牙比后牙更有效，这很可能是因为后牙体积更大。如果牙移动明显偏离预期，例如偏差大于15°，那么矫治器不太可能充分包裹住牙齿并产生足够的扭转力。在这种情况下，建议医生重新扫描患者的咬合，并重启治疗或进行精细调整以解决扭转移动的偏差。此外，严重扭转的牙齿也可通过粘接舌侧扣配合垂直牵引，或使用片段弓辅

助隐形矫治器在短期内改善扭转（图11.5）。在这种方法中，患者将持续佩戴同一个隐形矫治器，通常是最后一个矫治器，同时配合片段弓调整牙齿的位置。通过修剪可以允许佩戴矫治器的同时使用片段弓。这种联合治疗方式比单纯使用无托槽隐形矫治器产生的力更能有效纠正扭转的前牙。

另一种第一序列不调的表现形式为牙齿较其预测的位置过度唇倾或舌倾，从而与矫治器不贴合。在这种情况下，医生应检查牙齿的触点是否过紧，并根据需要进行邻面松解，使牙齿能自由移动。随后可用压痕钳和增隙钳对矫治器进行修改（图11.6）。如果需要对牙齿施加额外的唇向矫治力，应在矫治器的舌侧面添加1mm的凹痕，同时应使用增隙钳在唇侧面增加额外的空间，以便牙齿向唇侧移动（图11.7a）。为进一步唇向移动，可在矫治器的舌侧面添加2个1mm的凹痕（图11.7b）。对于舌向矫治力，凹痕和增隙的位置则与上述相反。应该注意的是，凹痕应该沿着牙长轴放置，这样才能尽可能产生整体唇向或舌向移动。

一些情况下，添加不恰当的凹痕将导致无法

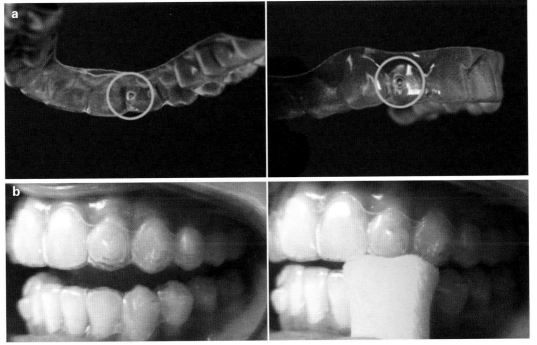

图11.4　（a）在矫治器的近中舌侧（左）和远中唇侧（右）增加凹痕以增强上颌侧切牙的远中舌向扭转移动。（b）增加凹痕后，矫治器形变可能会增加患者佩戴矫治器的难度。在矫治器几何形状改变后，建议患者使用咬胶以改善贴合度。

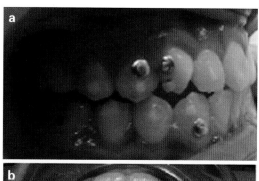

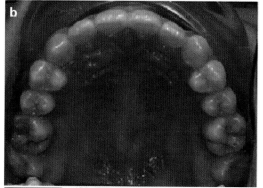

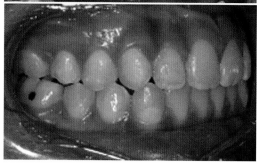

图11.5 （a和b）对于患者J.X.，右上尖牙在第1个阶段的矫治后仍然有扭转和萌出不足。在这个尖牙上粘接片段弓和舌侧扣，配合垂直弹性牵引改正尖牙扭转并伸长尖牙。在隐形矫治器的相应位置进行修剪以允许同时进行垂直弹性牵引。4个月后，尖牙扭转完全纠正并且伸长到理想的咬合位置。

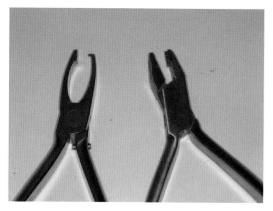

图11.6 1mm的压痕钳（左）可以产生唇向或舌向移动的矫治力，同时使用增隙钳（右）以创造空间，使错位的牙齿得以移动。

提供适宜的矫治力。医生可用消痕钳去除凹痕，将矫治器恢复到原来的状态（图11.8）。这样，在矫治过程中进行矫治器的修改可以确保最佳的矫治力传递。

优化牙移动

在一些病例中，可通过其他方法来增强矫治器的力学特性以完成更具有挑战性的正畸牙移动，例如困难牙移动或大范围牙移动。手动器械可用于增加新的附件或修改预设的附件。我们在前面已经讨论了附件在优化牙移动中的意义[5-6]。在矫治过程中，添加附件可以增加矫治器的固位力，促进牙弓

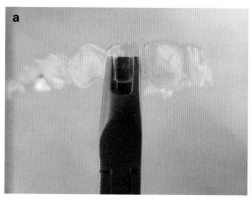

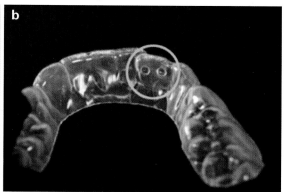

图11.7 （a）矫治器唇面增隙有利于舌向错位牙齿向唇侧移动。（b）在矫治器舌侧添加2个凹痕可以补充唇向移动矫治力。

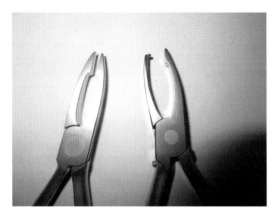

图11.8 消痕钳（左）可以移除附件以添加凹痕或移除施力不适当的凹痕。

第三序列咬合不调

无托槽隐形矫治器很难实现转矩移动（见第8章）。有研究分析了无托槽隐形矫治器进行转矩控制的效率，研究结果显示，改变矫治器几何形状可以提高转矩表达的实现率。在治疗过程中应用这些几何形状的修改，可以辅助直立或唇倾前牙。对于过于直立的牙，如果它并没有按照软件模拟表达转矩，可以用水平压痕钳在矫治器的唇侧龈方区域添加一个3mm的水平凹痕（图11.10a）。这个3mm的水平凹痕将作为一个压力嵴，帮助牙冠向唇侧、牙根向舌侧移动（图11.10b）。另一个受力点或压力点可添加在矫治器切牙舌侧近切缘与唇侧水平凹痕相对应的位置。这样的设计将产生一个力偶，可更有效地进行根舌向转矩移动。

相反的，上下切牙的舌侧也可分别添加水平凹痕，以获得根唇向转矩。目前除uLab软件外，其他无托槽隐形矫治设计软件均无法添加切牙舌侧压力嵴。因此在大多数系统中使用手动器械添加压力嵴是目前唯一的改变矫治器几何形状以补充根唇向转矩的方法。

内设计牙移动的实现。例如，在下颌磨牙上设计精密切割可为Ⅱ类牵引的佩戴提供便利。然而与粘接舌钮相比，精密切割的缺点之一是在佩戴牵引橡皮圈时可能会引起矫治器脱套。矩形附件（包括水平和垂直附件）较椭圆体附件和无附件，具有更为显著的固位力[7]。为解决Ⅱ类牵引时下颌矫治器易脱套的情况，可在下颌第一磨牙或下颌第二磨牙上添加一个3mm的水平凹槽（图11.9）。水平凹槽将作为在下颌磨牙上新增附件的模板。下颌磨牙上的新增附件使矫治器的固位力增加，这样进行常规颌间牵引的同时也可以实现设计的牙移动。

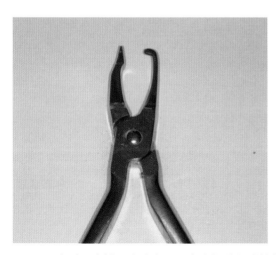

图11.9 3mm水平压痕钳可在治疗过程中为新增的附件创造空间或制作压力嵴。

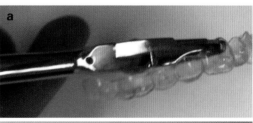

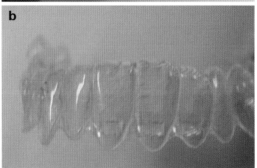

图11.10 （a）3mm水平压痕钳可以在靠近牙颈部唇侧或舌侧添加凹痕以产生根舌向或唇向转矩。（b）使用3mm水平压痕钳制作压力嵴以增加根舌向转矩。

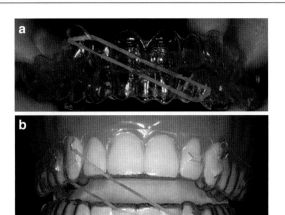

图11.11 （a和b）在矫治过程中，严重咬合干扰导致的功能性偏斜、Bolton指数不调、骨性不对称或非预期的牙移动，都可能会导致中线不一致。1～2mm的中线偏斜可以通过在相对的尖牙上创建精密切割用于斜形牵引，斜形牵引使用1/4英寸，2.7盎司或1.4英寸，4盎司的弹性橡皮圈。

颌间咬合不调

在佩戴无托槽隐形矫治器的过程中，可能出现颌间关系不调。这些不调要么是意料之外的，如中线不调；要么是由于患者生物反应不佳导致的纠正不完全，如深覆𬌗未打开、开𬌗或深覆盖未纠正到位。在这些情况下，医生可使用手动器械和辅助措施进行干预以缩短精细调整过程，或者帮助细化精细调整效果从而避免额外的附加矫治器治疗。

中线不调

在治疗过程中，中线不一致可能是由于患者的力学生物学反应不足或牙齿产生了非预期的移动所导致的（图11.11）。临床实践表明，斜形牵引可以有效纠正牙性不对称[8]。通过在无托槽隐形矫治器左下尖牙及右上尖牙添加精密切割，可模拟前牙斜形牵引纠正下中线右偏。相反，为了将下中线向左移动，需要在矫治器上设计精密切割的位置为右下尖牙和左上尖牙。1～2mm的轻度中线不调可以在6～8周纠正（图11.11a和b）。这些精密切割可在初始方案设计时添加到矫治器相应位置上，然而由于设计软件的局限性，它们最初可能会被忽略。如果在矫治结束时出现中线不一致，医生可以使用打孔钳（图11.12a）或精密切割钳（图11.12b）修改矫治器以添加适当的精密切割，方便患者佩戴斜形牵引（图11.13）。医生可以使用这种方法在矫治的最后阶段协调上下中线。

医生还应该意识到使用斜形牵引时矫治器有脱套的可能，特别是使用如1/4英寸、4盎司或3/16英寸、4盎司等较重的弹性牵引时更容易出现脱套。一个解决方案是在对应的牙齿上粘接金属或透明的舌侧扣，并指导患者在舌侧扣之间进行斜形牵引。医生应注意在舌侧扣上进行斜形牵引产生的力不应

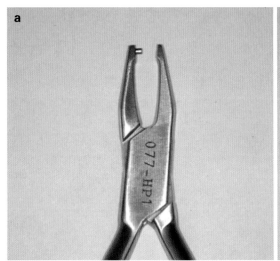
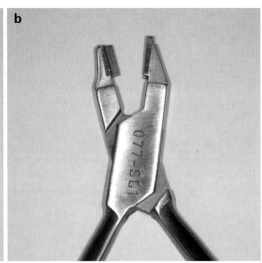

图11.12 （a）打孔钳可以用于制作精密切割方便对颌牙行颌间牵引或垂直牵引。（b）精密切割钳可制作弹性牵引所需的精密切割。

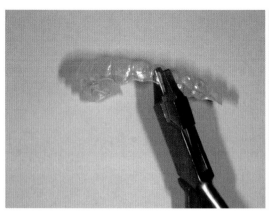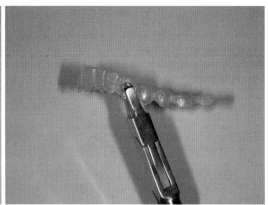

图11.13 精密切割钳可用于增加前牙斜形牵引所需要的精密切割。

导致尖牙发生不必要的扭转移动。

深覆𬌗

之前，我们已经讨论过无托槽隐形矫治器治疗深覆𬌗的难点（见第6章）[9]。虽然G5方案提高了矫治效果，但在第1个阶段甚至第2个阶段结束时深覆𬌗仍有可能未完全纠正。这种情况下，医生可以在治疗过程中对矫治器进行修改以提高打开咬合的力学特性。由于无托槽隐形矫治方案设计软件的限制，程序默认的平面导板位置通常并不完全理想。例如，对于有严重深覆盖的Ⅱ类患者，上颌中切牙和侧切牙舌侧的平面导板可能无法与对颌下切牙咬合。因此，平面导板无法使后牙脱离咬合锁结，从而无法发挥作用。可用平导钳扩大平面导板面积，使其充分接触对颌下切牙（图11.14）。另外，也可在矫治器上颌尖牙舌侧相应位置上添加咬合导板，以获得更好的咬合分离效果。

前牙开𬌗

与固定矫治器相比，无托槽隐形矫治器在治疗前牙开𬌗方面一直是有效的，甚至较固定矫治器更优（见第7章）[10]。但在矫治过程中可能会出现开𬌗未完全纠正或在治疗中才首次出现开𬌗，但后者较少见。在这些情况下，患者很可能需要增加精细调整疗程。医生可以通过修改矫治器来促进开𬌗的

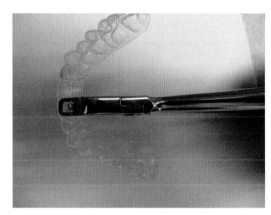

图11.14 在深覆𬌗病例中，平导钳可以扩大平面导板与下切牙的接触面积，适当地使后牙段咬合分离以促进深覆𬌗患者打开前牙咬合。

纠正，减少总体疗程。具体来说，可以用平导钳在双侧上颌或双侧下颌磨牙的咬合面添加咬合导板，以模拟后牙高𬌗垫的压低效果（图11.15）。通过这种方法增强对上下颌磨牙的压低力，促进开𬌗的矫治。

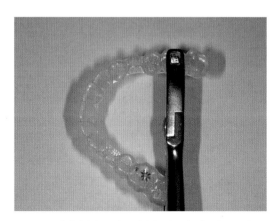

图11.15 开𬌗病例中，在上颌磨牙上加装平面导板可以模拟𬌗垫效应，促进磨牙压低。

后牙开𬌗

后牙咬合不紧密且难以形成恰当的尖窝锁结关系，一直以来都是无托槽隐形矫治的痛点。2016年，隐适美在G7产品中引入了许多力学改良特性以提高精细调整效果，其中就包括最大限度地减少后牙开𬌗。具体来说，前牙重咬合会触发隐适美方案设计软件自动创建比正常情况下多0.5mm的覆盖，以消除前牙区可能出现的咬合干扰。这种功能改进降低了在治疗最后阶段发生后牙开𬌗的频率和严重程度。医生应确保在Clincheck方案设计的终末位置中不存在严重的前牙咬合干扰，以防止治疗后期发生后牙开𬌗（第12章将进一步讨论如何预防后牙开𬌗）。然而，尽管有这些预防措施和G7产品创新，后牙开𬌗仍然普遍存在。这种方案设计与临床实际的偏差在严重程度和病因上存在广泛差异，必须采用恰当的策略来解决。

小于1mm的轻度后牙开𬌗多与矫治器本身有一定厚度而产生的𬌗垫效应有关。这些微小的后牙开𬌗可通过让患者夜间佩戴压膜保持器，使后牙自动调整到紧密咬合来解决。为了获得更好的咬合调整效果，可以考虑上颌佩戴环绕式Hawley保持器，下颌佩戴压膜保持器（图11.16）。

1～2mm的中度后牙开𬌗常因前牙咬合干扰所

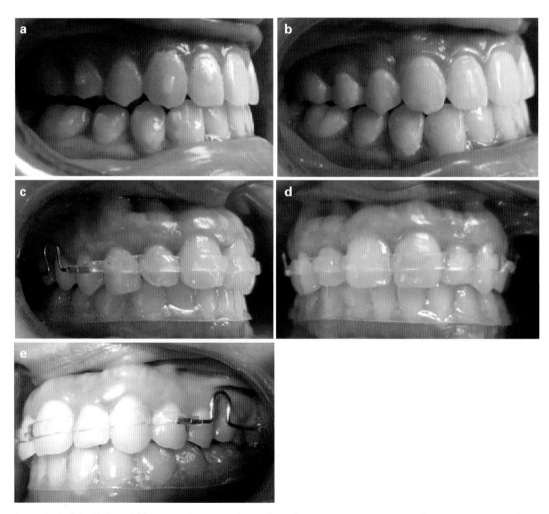

图11.16 （a和b）患者佩戴完一个精细调整疗程的矫治器后仍然存在后牙开𬌗，医生自上颌尖牙远中剪断上颌矫治器，以使后牙伸长并建立紧密咬合接触。患者佩戴分段矫治器2个月后，上颌后牙伸长并达到理想尖窝关系。（c～e）如果矫治结束，后牙仍存在轻微开𬌗，保持阶段上颌可佩戴环绕式Hawley保持器，以允许咬合调整到适当的尖窝关系。

致。医生应考虑的第一个解决方案是在上尖牙的远中剪断矫治器。让患者佩戴分段的尖牙至尖牙矫治器4~6周以伸长后牙。如果后牙开𬌗仍然存在，可以在萌出不足的牙齿上粘接舌侧扣并进行垂直牵引，或设计附加矫治器进行精细调整以伸长后牙。

导致大于2mm的严重后牙开𬌗原因通常为前牙咬合干扰、后牙明显近中倾斜，或二者兼有。拔牙矫治中，前磨牙和磨牙容易发生非预期的近中倾斜从而导致严重的后牙开𬌗。如果后牙开𬌗是由局部3~4颗后牙引起，可以考虑在倾斜的牙齿之间使用垂直牵引来纠正后牙开𬌗（图11.17）。在涉及拔牙矫治的复杂病例中，这种纠正后牙开𬌗的方法已被证实是有效的[11]。当后牙开𬌗比较严重或范围较大时，最有效的纠正方法是增加额外的精细调整疗程。

某些情况下，患者可能会同时出现前、后牙开𬌗，通常由严重的后牙咬合干扰引起。这种情况常见于上颌第二磨牙或下颌第二磨牙因完全未萌出或部分萌出而未被矫治器膜片材料完全覆盖的青少年患者。在治疗过程中，第二磨牙的萌出会导致后牙早接触，造成前牙和后牙段的明显开𬌗。对于医生来说，最谨慎的解决办法是重新扫描牙弓并制定一个精细调整疗程，新的矫治器应覆盖和压低萌出的第二磨牙以纠正开𬌗。

高效的精细调整

由于无托槽隐形矫治的局限性，在矫治过程中会出现许多颌内和颌间咬合不调。在治疗过程中，可以采用包括手动器械和其他辅助手段在内的多种方法来精细调整和纠正各向不调，以减少疗程并提高治疗效果。医生应针对具体情况进行临床判断，决定何时采取辅助装置进行干预，而不是立即增加额外的精细调整疗程。当方案设计与临床实际情况偏差太过显著，如个别牙明显扭转和前牙深覆𬌗未完全纠正，采用手动器械和辅助装置不足以完成矫治，此时需要更广泛的干预措施进行精细调整。尽管如此，恰当地使用辅助装置可以减少微小的咬合不调，提高矫治器的生物力学性能。

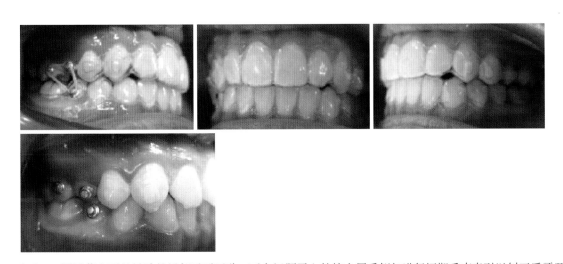

图11.17　对于3~4颗牙萌出不足导致的局部后牙开𬌗，可在问题牙上粘接金属舌侧扣进行短期垂直牵引以纠正后牙开𬌗。

参考文献

[1] Rossini, et al. Efficacy of clear aligners in controlling orthodontic tooth movement: a systematic review. Angle Orthod. 2015;85(5):881–9.

[2] Izhar A, Singh G, Goyal V, Singh R, Gupta N, Pahuja P. Comparative assessment of clinical and predicted treatment outcomes of clear aligner treatment: an in vivo study. Turk J Orthod. 2019;32(4):229–35.

[3] Kravitz ND, Kusnoto B, Agran B, Viana G. How well does Invisalign work? A prospective clinical study evaluating the efficacy of tooth movement with Invisalign. Am J Orthod Dentofac Orthop. 2009;35:27–35.

[4] Kravitz ND, Kusnoto B, Agran B, Viana G. Influence of attachments and interproximal reduction on the accuracy of canine rotation with Invisalign: a prospective clinical study. Angle Orthod. 2008;78(4):682–7.

[5] Simon M, Keilig L, Schwarze J, Jung BA, Bourauel C. Treatment outcome and efficacy of an aligner technique—regarding incisor torque, premolar derotation and molar distalization. BMC Oral Health. 2014;14:68.

[6] Djeu G, Shelton C, Maganzini A. Outcome assessment of Invisalign and traditional orthodontic treatment compared with ABO objective grading system. Am J Ortho Dentofac Orthop. 2005;128:292–8.

[7] Dasy H, Dasy A, Asatrian G, Rózsa N, Lee H-F, Kwak JH. Effects of variable attachment shapes and aligner material on aligner retention. Angle Orthod. 2015;85(6):934–40.

[8] Ikeda Y, Kokai S, Ono T. A patient with mandibular deviation and 3 mandibular incisors treated with asymmetrically bent improved superelastic NiTi alloy wires. Am J Ortho Dentofac Orthop. 2017;153(1):131–43.

[9] Papadimitriou A, Mousoulea S, Gkantidis N, Kloukos D. Clinical effectiveness of Invisalign® orthodontic treatment: a systematic review. Prog Orthod. 2018;19(1):37.

[10] Garnett BS, Mahood K, Nguygen M, Al-Khateeb A, Liu S, Boyd R, Oh H. Cephalometric comparison of adult anterior open bite treatment using clear aligners and fixed appliances. Angle Orthod. 2019;89(1):3–9.

[11] Cisneros G, Huang AT, Huang D. Situational extraction therapy with clear aligner therapy in complex malocclusions. Orthod Pract US. 2019;10(2):14–20.

第12章 过矫治的时机与方法

When and How to Overcorrect?

目录

过矫治的不同作用

过矫治在治疗计划和方案设计中的作用，一直是无托槽隐形矫治中最具争议的问题。过矫治是解决牙移动不精准和不可预测的常用对策之一。各种研究都建议设计过矫治，来帮助无托槽隐形矫治器实现困难的牙移动，包括前牙的伸长与压低、后牙扩弓，以及尖牙和前磨牙去扭转[1-2]。通过磨牙远移治疗Ⅱ类错𬌗畸形时应该考虑设计过矫治。研究表明有效的上颌磨牙远移量为2～3mm，但从过矫治的角度考虑，应超过目标位，设计更多的磨牙远移量，以实现预期的治疗结果[3]。

过矫治在大量改变下颌位置的治疗计划中也起着至关重要的作用，例如下颌自动旋转以解除前牙开𬌗、模拟颌骨生长，以及使用下颌前导MA矫治器向前重新定位下颌位置等（见第3章）。

过矫治还有一个不太常见的应用是在拔牙病例或IPR病例中关闭剩余间隙。精确的间隙关闭常面临一个困境，一方面虚拟C链的精确度不足，可能会导致散在间隙迟迟不能闭合，而过度的过矫治设计又可能导致覆盖增大等副作用。拔牙病例间隙关闭的过矫治设计更为重要，因为拔牙间隙的关闭已被证明是高度不可预测的[4]。

如何使用过矫治设计在精细调整阶段达成良好的咬合接触，一直以来都是争议的焦点。具体而言，治疗前牙深覆𬌗和后牙开𬌗时，在精细调整阶段添加过矫治是更有利的[5]。然而，过度的过矫治可能会给治疗中垂直向控制带来新的不可预测因素，并导致不良影响。如何设计过矫治才能建立良好的咬合接触关系，目前尚不确定。

过矫治已成为提高牙移动和下颌再定位可预测性的可行方法，也是实现最终理想咬合关系的重要工具。尽管文献中经常提到过矫治，但其确切用法尚未得到彻底论证。为了解决围绕过矫治产生的争议，本章详细介绍了从高难度牙移动设计，到精细调整阶段过矫治的适应证与应用方法。

过矫治的适应证与方法

不可预测的牙移动

不可预测的牙移动：前牙压低

过矫治最常见的适应证之一就是压低上下颌前牙以矫治深覆𬌗（表12.1）。最近的研究表明，Clincheck软件中模拟的前牙覆𬌗减少，在临床中可实现率较低[6]。即使在有了G5套装这样的技术进步之后仍是如此，这可能与无托槽隐形矫治器对切牙压低移动的控制不精准有关[7]。各种研究都认为，当使用无托槽隐形矫治器矫治深覆𬌗时，联合使用支抗钉等辅助装置，或在方案设计时增加过矫治，都可以提高治疗效果[5]。医生应认真考虑严重深覆𬌗的过矫治设计，因为初始覆𬌗越深，咬合就越难打开[6]。

鉴于无托槽隐形矫治器在纠正深覆𬌗的精确度方面存在局限性，建议医生在治疗深覆𬌗病例时

添加上下前牙的压低过矫治，可在单颌前牙添加1～1.5mm的压低过矫治，软件显示终末位置前牙覆𬌗为0mm。这种过矫治设计与之前的研究结果一致，有研究发现运用G5方案、充分整平Spee曲线以及设计覆𬌗过矫治至0mm可达到有效打开咬合的效果[5]。类似的过矫治方法可应用于配合支抗钉辅助实现上切牙压低的病例：上切牙可添加2mm左右的额外压低（图12.1）。

不可预测的牙移动：前牙伸长

最近的研究表明，目前无托槽隐形矫治器切牙伸长的精确度已经比前几代有了显著提高[7]。这些改进可能源于多种因素，包括2013年引入的膜片材料SmartTrack、优化伸长附件的使用，以及不同的方案设计。研究还观察到，无托槽隐形矫治器可以通过前牙伸长、后牙压低和下颌逆旋来实现前牙开𬌗的纠正。然而，尽管有这些改进，相对于其他牙移动方式（如扭转或前牙倾斜），伸长移动仍然不够精确[1]。如第7章所述，在需要大量前牙伸长的开𬌗病例中，可以通过绝对伸长、前牙内收产生的相对伸长，以及添加伸长过矫治来共同提高前牙伸长的实现率。

具体而言，隐适美将超过3.5mm的伸长移动归为重度伸长（小于2.5mm被视为轻度伸长，而2.5～3.5mm被归为中度伸长），对于重度伸长移动，医生应考虑添加0.5～1mm的过矫治。最近的研究也有相同主张，由于牙移动的设计值与实现值之间存在差异，无论是使用优化附件还是常规附件，都应添加（0.5±0.1）mm的过矫治[1]。对于前牙开𬌗病例，可以单颌设计1mm的伸长过矫治，以提高开𬌗矫治的实现率。

不可预测的牙移动：去扭转

不论是隐适美还是其他无托槽隐形矫治器品牌，与模拟的牙移动动画方案相比，尖牙和前磨牙的去扭转实现率均不佳[8]。各种研究表明，下颌尖牙的去扭转牙移动控制并不精确，当扭转超过15°

表12.1　高难度牙移动过矫治设计的适应证

过矫治适应证	过矫治设计参考
压低	过矫治添加1～1.5mm/单颌
伸长	过矫治添加0.5～1mm
去扭转	尖牙和前磨牙添加5°
扩弓	添加1mm左右的扩弓量
牙根竖直	添加5°左右的牙根倾斜度
相对伸长/相对压低	添加1～2mm压入/1～2mm伸长
舌向错位的上颌侧切牙	添加5°左右根唇向转矩

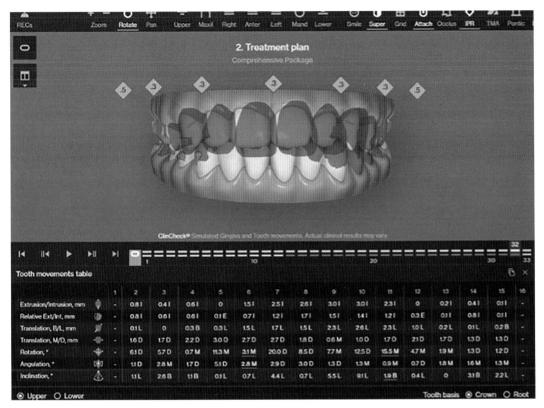

图12.1 对于支抗钉辅助的上切牙压低，可以通过软件添加2mm的切牙压低过矫治，增加额外的压低力。

时，实现率更是会显著下降[9]。由于尖牙和前磨牙的去扭转精确度较低，自无托槽隐形矫治器设计之初，就建议医生采取辅助措施以提高去扭转移动的实现率，例如给需要去扭转的牙齿设计IPR、减慢每副矫治器的去扭转速度，以及设计过矫治[10]。最近的研究表明，即使使用优化附件，尖牙和前磨牙仍然需要设计去扭转的过矫治[11]。

针对尖牙和前磨牙的过矫治设计，已有多种策略，例如额外添加去扭转纠正量10%的过矫治[11]。当遇到大于15°的去扭转矫治时，建议医生将尖牙和前磨牙的扭转添加5°过矫治。最近一项研究也提出了这种方法，该研究发现去扭转量的设计值与实际值之间存在差异，平均差异值为4.01°~6.01°（前者使用优化附件，后者使用常规附件）[11]。当解除大于45°的重度扭转时，医生应考虑使用片段弓辅助矫治[12]。

不可预测的牙移动：扩弓

一项关于无托槽隐形矫治器牙移动精确度的研

究发现，双颌扩弓时的设计量与实际表达之间存在差异。上颌磨牙的整体扩弓是最不精确的，而尖牙区扩弓的实现率更高[13]。因此，医生应考虑过矫治设计来实现上颌第一、第二磨牙对应牙弓后段的有效扩宽。

研究发现，在横向不调患者的治疗中设计值与实际值之间存在差异，第一磨牙扩弓量的偏差为0.69mm，第二前磨牙为0.81mm，第一前磨牙为0.77mm[2]。为了纠正这种扩弓的偏差，在治疗后牙反𬌗等需要设计大量上颌扩弓的错𬌗畸形时，可在后牙段添加额外1mm的过矫治以达到预期的效果。除了增加扩弓量，由于使用无托槽隐形矫治器进行整体扩弓的精确度较低，医生还应考虑在需要扩弓的后牙段预先设置根颊向转矩（尽管隐适美G8改良后扩弓移动的精确度可能有所改善）。

不可预测的牙移动：复杂牙移动

前文已讨论过对于磨牙竖直及牙根转矩表达等复杂牙移动添加过矫治的意义。关于使用无托槽隐形矫治器治疗拔牙病例的研究发现，在拔牙间隙旁的第一磨牙添加6°的冠远中倾斜过矫治有助于维持合适的冠轴倾角，以及获得更多的整体牙移动[4]。对于拔牙和非拔牙病例中的大量间隙关闭，可在缺牙间隙两侧的牙添加牙冠近远中倾斜的过矫治，以实现牙整体移动和适当的牙根平行度。

对于大范围的间隙关闭，应添加虚拟屋顶曲作为一种过矫治设计，以此获得良好的根平行度。同样，在进行大量牙冠近远中倾斜移动时，例如种植修复前需要正畸竖直牙齿时，医生应考虑增加5°牙根倾斜移动的过矫治，以实现所需的牙移动。

控制切牙的垂直向位置

研究表明使用无托槽隐形矫治器进行拔除第一前磨矫治时，前牙内收阶段容易发生转矩丧失，从而导致前牙相对伸长和覆𬌗加深[4]。即使使用了附件或压力嵴，也会出现前牙转矩的丧失[14]。为了

在前牙大量内收的阶段控制切牙的垂直向位置和角度，建议添加上切牙根舌向转矩的过矫治。此外，医生应考虑设计上切牙压低的过矫治，以抵消前牙转矩丧失所带来的相对伸长。同样，在非拔牙病例中，当上下切牙内收量较大时，也应考虑在前牙内收阶段添加转矩和压低的过矫治。

相反，对于计划进行相对压低的切牙，医生应考虑设计伸长过矫治以保持理想的切牙垂直向位置。例如，需要设计扩弓或大量前牙唇倾的病例，以及通过唇倾上前牙代偿治疗Ⅲ类错𬌗畸形时，应考虑设计前牙伸长移动过矫治，以抵消前牙唇倾所产生的相对压低（图12.2）。

对于计划进行大量内收的前牙，医生可以考虑运用压力嵴并配合1~2mm的压低过矫治，来抵消前牙转矩丧失时发生的相对伸长。同样，对于将发生唇倾的前牙，可设计1~2mm的伸长过矫治来补偿相对压低带来的影响。

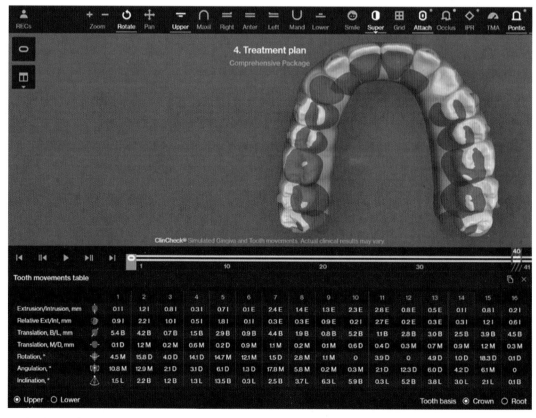

图12.2　对于需要大量唇倾的前牙，医生应考虑添加1~2mm的伸长过矫治，以补偿唇倾前牙带来的相对压低。

错位牙

矫治严重错位的牙齿是很困难的，例如低位的上颌尖牙或舌向错位的侧切牙等，因为那将涉及包括伸长和去扭转在内的许多复杂牙移动。矫治低位上颌尖牙涉及伸长移动，而正如之前所讨论的，这是无托槽隐形矫治器的劣势，因此需要设计过矫治。医生需考虑在低位上颌尖牙添加1mm的伸长过矫治，以解决之前研究中观察到的无托槽隐形矫治器在伸长移动中精确度不足的问题。通常，即使添加了过矫治，上颌尖牙也需要配合垂直弹性牵引等辅助措施来达到理想的咬合关系。

舌向错位的上颌侧切牙通常有严重的扭转需要纠正，如扭转超过15°则建议添加约5°的去扭转过矫治。这些侧切牙的牙根也常表现为向舌向倾斜，通常需要添加根唇向转矩的过矫治，以实现前牙适当的唇舌向倾斜度。由于无托槽隐形矫治器对前牙转矩控制的表达欠佳，医生应酌情添加约5°的根唇向转矩过矫治[14]。

不可预测的下颌移动

下颌自动旋转

之前讨论过大量压低后牙可使下颌发生逆旋，从而纠正前牙开𬌗（见第7章）。尽管下颌第二磨牙的压低比其伸长移动的表达更为精确，但其压低的实现率约仅为50%，仍无法预测[7]。一项关于不使用辅助工具、单纯依靠无托槽隐形矫治器治疗前牙开𬌗的研究表明，即使设计序列化后牙压低，治疗期间上颌磨牙的平均压低量仅为0.6mm，下颌磨牙为0.4mm[15]。这些数据表明，在严重的开𬌗病例中，应采取过矫治设计，或增加支抗钉辅助等方式来加强磨牙的压低移动。

对于严重的开𬌗病例应设计过矫治（表12.2）。大量的过矫治需要联合支抗钉来实现牙移动的表达，支抗钉可提供有效辅助压低的力量。

表12.2 颌骨移动过矫治的适应证

过矫治的适应证	过矫治设计参考
磨牙压低促使下颌逆旋	上下颌磨牙过度压入1mm
隐适美带下颌前导功能的矫治器（MA矫治器）	严重矢状向不调时，前牙覆盖设计为超过切对切到反覆盖1～2mm
生长发育期Ⅲ类患者的矫形治疗	过矫治至正常覆盖1～2mm

生长期患者的下颌发育

如第3章所述，下颌前导MA矫治器通常采用阶梯式前导下颌来矫治Ⅱ类错𬌗畸形。下颌前导的位置应设计过矫治达到前牙切对切，同时双侧磨牙关系可略微过矫治到Ⅰ类偏近中（图12.3）。该方法考虑了复发，并模拟了Herbst矫治器治疗Ⅱ类病例的成功经验，该矫治器通常会前导下颌至前牙切对切的位置[16]。对于下颌前导量较大的病例，如深覆盖大于6mm的病例，医生应考虑下颌前导过矫治到前牙反覆盖1～2mm的位置，此时双侧尖牙和磨牙处于Ⅲ类关系。

对需要使用面具前牵引的生长发育期的Ⅲ类患者，前牙尽量牵引到深覆盖状态，实现1～2mm的过矫治（图12.4）。过矫治设计可增加矫治器对于上颌骨和上牙列的矫形力。多项研究建议在骨性Ⅲ类患者的方案设计中添加过矫治以获得长期稳定性[17]。

精细调整咬合

覆盖

如第11章所述，无托槽隐形矫治器最常见的挑战是在治疗过程中发生后牙开𬌗。尽管一些医生认为，后牙开𬌗可能是由矫治器的包裹导致后牙压低所致，但最近的研究表明，在未设计后牙压低的无托槽隐形矫治器上𬌗垫效应并不会导致后牙压低[18]。因此，大多数后牙开𬌗是由前牙咬合干扰所致。避免严重前牙咬合干扰的主要方法是在方案设

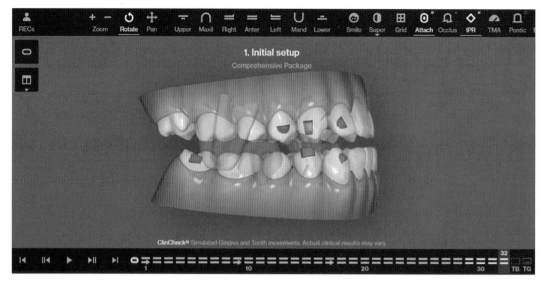

图12.3 使用下颌前导MA矫治器治疗严重深覆盖病例时，医生应考虑在终末位置进行过矫治设计，磨牙设计为轻度Ⅲ类磨牙关系，前牙设计为超过切对切到轻度反𬌗1mm的位置。这种方法可以更好地实现矢状向关系的改善和前牙覆盖的减少。

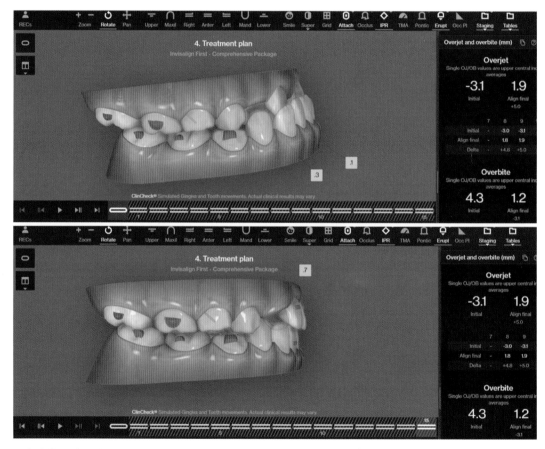

图12.4 生长发育期Ⅲ类患者的矫形治疗应采用咬合跳跃，并进行前牙轻度深覆盖的过矫治设计。这种方法可作为上颌前牵引矫形力的补充。

计时，将终末位置设计为上下前牙轻接触。医生可将覆盖从0.5mm增加到1~2mm，以减少严重前牙咬合干扰的发生（G7系统可能会自动触发隐适美系统中默认的过矫治，医生应接受这样的模拟方案设计）。

覆𬌗

在软件中设计深覆𬌗病例的前牙终末位置时，医生应考虑设计上下前牙0.5~1mm的压低过矫治，达到接近0mm的前牙浅覆𬌗，从而让无托槽隐形矫治器更好地实现前牙压低[19]。需要注意的是，不建议将终末位置设计成超过0mm的开𬌗，因为如果没有密切的临床观察，这种方法可能真的会导致前牙开𬌗。

后牙咬合紧密

通常，只是消除前牙咬合干扰还不足以解除后牙开𬌗。需要适当地伸长后牙才能建立紧密的咬合接触。相较于牙冠倾斜移动和压低，后牙伸长移动并不精确，无托槽隐形矫治器无法精准控制实际伸长量。如果需要超过0.5mm的后牙伸长，建议医生额外添加0.5mm左右的过矫治（图12.5）。

关闭剩余间隙

虚拟C链

在拔牙及非拔牙病例中，合理使用虚拟C链（相当于固定矫治中的橡皮链）是很重要的，它可以用于关闭剩余的散在牙列间隙，避免非预期的牙齿倾斜和前牙覆盖增加。在拔除前磨牙的病例中，尽量不使用或少使用双侧尖牙间的虚拟C链，因为过度使用将会导致尖牙远中的拔牙间隙重新散开。相反，双侧磨牙间的虚拟C链有助于剩余间隙的完全关闭。尖牙间的C链只适用于拔除前牙，如单颗下切牙的情况。

对于非拔牙病例，双侧尖牙间的虚拟C链可用于关闭前牙区散在间隙，或前牙段实施了大量IPR带来的间隙。通常，如果IPR量不超过最初牙列拥挤的严重程度，单个C链就足够了。然而，对于间隙量较大或设计了后牙段IPR的非拔牙病例，双侧磨牙间的C链会比双侧尖牙间的C链更好地关闭剩余间隙。

过度使用C链会产生如牙弓偏斜、后牙倾斜等不良影响。后牙倾斜是由于大量近移时没有充分控根所导致，后牙倾斜又会进一步导致后牙开𬌗（图12.6）。在下牙弓中过度使用C链，会导致下切牙过度内收，增加前牙覆盖。因此，应保守地使用C链，以防止过度使用C链导致咬合关系变差。多数情况下，单颌牙弓使用单个C链应该足够了；如果单颌牙弓需要一个以上的C链，医生应为对颌牙弓设计被动矫治器，以避免过度的牙移动。

远中移动

研究表明，在没有辅助措施的情况下，单独使用无托槽隐形矫治器可以使磨牙有效向远中移动约2mm，且不会发生明显的倾斜或后牙伸长[3]。磨牙远移量明显大于2mm时，方案实现将变得不可预测。因此，当磨牙移动超过2mm时，医生应考虑配合使用辅助措施，如粘接磨牙远移矫治器并添加0.5~1mm的远移过矫治以补充远中移动的力量（图12.7）。

设计过矫治的保守策略

尽管在正确使用过矫治的问题上有很多互相矛盾的观点，仍有明显迹象表明它可以应用于一些困难的牙移动，例如下颌前导和精细调整咬合关系。已证明过矫治对提高牙移动和下颌移动的实现率是可行的。

应该以保守的、有针对性的方式去应用过矫治，因为过度使用过矫治也可能会对咬合结果产生不利影响。尤其值得注意的是，虚拟C链的过度使用会导致深覆盖、磨牙倾斜、后牙开𬌗和拥挤复

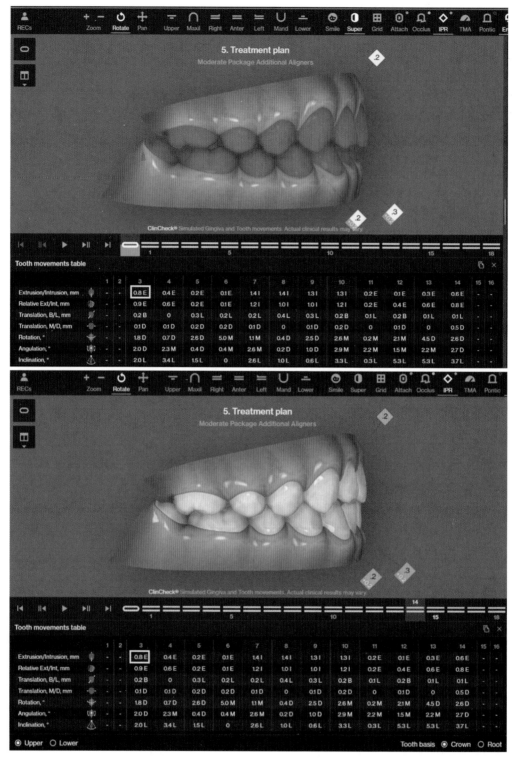

图12.5　建议医生在精细调整后牙紧密咬合时，在后牙添加0.5mm伸长过矫治。该病例中，右上第一磨牙添加了0.3mm的伸长过矫治。

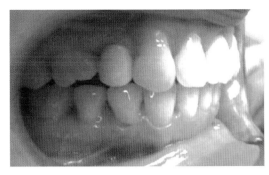

图12.6　过度使用虚拟C链可能导致后牙倾斜。该患者上牙弓过度使用C链，导致右上第一磨牙近中倾斜。可通过在右上第一磨牙近中颊尖粘接金属扣与对颌牙弓进行垂直弹性牵引来纠正。

发。使用过矫治设计不应以破坏咬合关系为代价。例如，不应通过增加前牙覆盖的方式来防止前牙重度咬合和后牙开𬌗的发生（图12.8）。相反，医生应找到替代的治疗手段，既能维持前牙覆盖，同时又能减少前牙咬合干扰，例如，调整上下前牙唇倾度或压低上下前牙。

无托槽隐形矫治器的快速发展表明，牙移动的

精确度正逐渐得到改善。举个例子，对比隐适美两代产品的牙移动效果可以看出，其前牙伸长移动的精确性显著提高。因此，过矫治也须不断发展，才能更好地匹配矫治器改进的步伐。

参考文献

[1] Karras T, Singh M, Karkazis E, Liu D, Nimeri G, Ahuja B. Efficacy of Invisalign attachments: a retrospective study. Am J Orthod Dentofac Orthop. 2021;160(2):250–8.

[2] Morales-Burruezo I, Gandía-Franco JL, Cobo J, Vela-Hernández A, Bellot-Arcís C. Arch expansion with the Invisalign system: efficacy and predictability. PLoS One. 2020;15(12):e0242979.

[3] Ravera S, Castroflorio T, Garino F, Daher S, Cugliari G, Deregibus A. Maxillary molar distalization with aligners in adult patients: a multicenter retrospective study. Prog Orthod. 2016;17:12. https://doi.org/10.1186/s40510-016-0126-0.

[4] Dai FF, Xu TM, Shu G. Comparison of achieved and predicted tooth movement of maxillary first molars and central incisors: first premolar extraction treatment with Invisalign. Angle Orthod. 2019;89(5):679–87.

[5] Khosravi R, Cohanim B, Hujoel P, Daher S, Neal M, Liu W, Huang G. Management of overbite with the Invisalign appliance. Am J Orthod Dentofac Orthop. 2017;151(4):691–

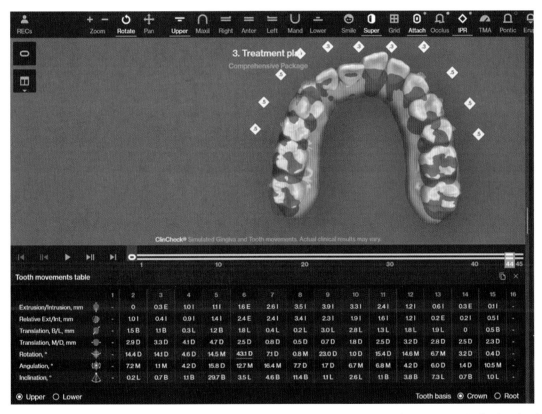

图12.7　为提高牙移动实现率，应为需要进行磨牙远移的患者设计过矫治，患者A.C.添加了约0.5mm的磨牙远移过矫治，该方案由无托槽隐形矫治器和Carriere粘接式磨牙远移矫治器共同实现。

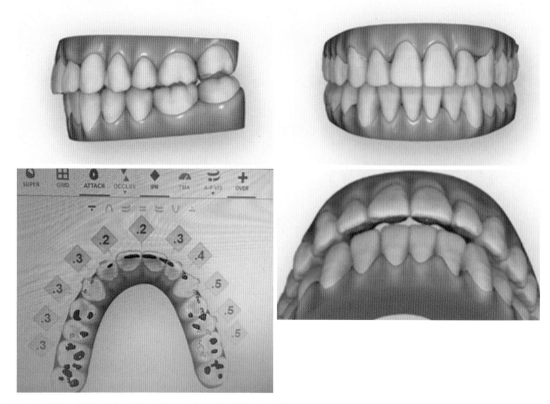

图12.8　不应为了防止前牙咬合干扰而故意破坏理想的前牙覆盖。如上图所示，医生故意增加了前牙覆盖，并增加了后牙重咬合接触以期减少前牙干扰。然而，这一策略导致该病例只能以Ⅱ类关系以及不理想的前牙深覆盖状态结束。相反，医生应考虑采取其他措施，如调整上下前牙的唇倾度或压低前牙。医生也可以接受隐适美G7默认的设置以减少前牙咬合干扰。

699.e2.

[6] Blundell HL, Weir T, Kerr B, Freer E. Predictability of overbite control with the Invisalign appliance. Am J Orthod Dentofac Orthop. 2021;160:725–31:S0889–5406(21)00441–8.

[7] Haouili N, Kravitz ND, Vaid NR, Ferguson DJ, Makki L. Has Invisalign improved? A prospective follow-up study on the efficacy of tooth movement with Invisalign. Am J Orthod Dentofac Orthop. 2020;158(3):420–5.

[8] Lombardo L, Arreghini A, Ramina F, Huanca Ghislanzoni LT, Siciliani G. Predictability of orthodontic movement with orthodontic aligners: a retrospective study. Prog Orthod. 2017;18(1):35.

[9] Kravitz ND, Kusnoto B, Agran B, Viana G. Influence of attachments and interproximal reduction on the accuracy of canine rotation with Invisalign. A prospective clinical study. Angle Orthod. 2008;78(4):682–7.

[10] Boyd RL. Predictability of successful orthodontic treatment using Invisalign. The Greater Philadelphia Society of Orthodontists page. 2002. http://www.gpso.org/events/2003_outline.pdf. Accessed 12 Sep 2021.

[11] Boyd RL. Predictability of successful orthodontic treatment using Invisalign. The Greater Philadelphia Society of Orthodontists page. 2002. http://www.gpso.org/events/2003_outline.pdf. Accessed 19 Sep 2021.

[12] Boyd RL, Vlaskalic V. Three-dimensional diagnosis and orthodontic treatment of complex malocclusion with the Invisalign appliance. Semin Orthod. 2001;7:274–93.

[13] Houle JP, Piedade L, Todescan R Jr, Pinheiro FH. The predictability of transverse changes with Invisalign. Angle Orthod. 2017;87(1):19–24.

[14] Simon M, Keilig L, Schwarze J, Jung BA, Bourauel C. Treatment outcome and efficacy of an aligner technique—regarding incisor torque, premolar derotation and molar distalization. BMC Oral Health. 2014;14:68–74.

[15] Moshiri S, Araújo EA, McCray JF, Thiesen G, Kim KB. Cephalometric evaluation of adult anterior open bite non-extraction treatment with Invisalign. Dental Press J Orthod. 2017;22(5):30–8.

[16] Obijou C, Pancherz H. Herbst appliance treatment of Class II, division 2 malocclusions. Am J Orthod Dentofac Orthop. 2002;112(3):287–91.

[17] Franchi L, Baccetti T, Masucci C, Defraia E. Early Alt-RAMEC and facial mask protocol in Class III malocclusion. J Clin Orthod. 2011;45(11):601–9.

[18] Rask H, English JD, Colville C, Kasper FK, Gallerano R, Jacob HB. Cephalometric evaluation of changes in vertical dimension and molar position in adult non-extraction treatment with clear aligners and traditional fixed appliances. Dental Press J Orthod. 2021;26(4):e2119360.

[19] Al-Balaa M, Li H, Ma Mohamed A, Xia L, Liu W, Chen Y, Omran T, Li S, Hua X. Predicted and actual outcome of anterior intrusion with Invisalign assessed with cone-beam computed tomography. Am J Orthod Dentofac Orthop. 2021;159(3):e275–80.